惊奇人体研究所

人类曾经

奇葩冷知识

一读吓一跳！

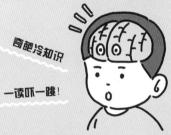

有 四个 鼻孔？

[日]奈良信雄 / 编　　[日]小崎雄 / 文

[日]加纳德博 / 图　　　宋三三 / 译

U0222525

新 星 出 版 社　NEW STAR PRESS

序 言

　　"为什么？为什么呀？"

　　你一定觉得身边有很多不可思议的事情并想一探究竟吧？

　　正是因为具有好奇心和探究欲，人类社会才诞生了许许多多的大发现、大发明。比如，阿基米德正是注意到水从澡盆里溢出来，才发现了测量体积的方法；牛顿就是看到苹果从树上掉下来，才发现了万有引力……

　　用好奇的眼光来观察身边的世界，一定会发现很多很多不可思议的事。

　　不只我们生活的世界如此，人体内部也有很多未解之谜呢！

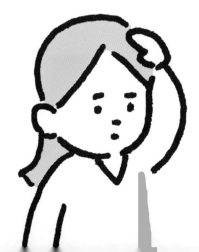

这些不可思议的事，有的会让你觉得"太遗憾了"，有的会让你觉得"好神奇啊"，还有一些则会让你觉得迷惑不已。但它们都有一个共同点，那就是无比有趣。

自"惊奇人体研究所"系列第一本出版以来，收到的反响超出了预期，让我高兴之余也很惊讶，原来大家对自己的身体如此感兴趣。

因此，我又找了更多话题，编写了这本续篇。相信这本书一定也会受到大家的喜爱。

接下来，让我们开启一场令人心跳加速的探险，去瞧瞧人体里那些不可思议的事吧！

日本东京医科齿科大学名誉教授　奈良信雄

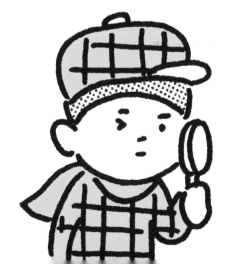

目　录

轻松一刻

第2章 令人惊奇的人体 ···················· 77

轻松一刻

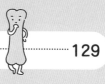

第3章 神秘的人体 ·········· 129

轻松一刻

图标的含义

通过页面上的图标就能知道所讲的内容是关于身体的哪个部位。

生理现象

关于小便等

成长

关于身体的发育

脑、神经

关于脑的构造和神经

内脏

关于胃和肠道等

健康

关于健康和疾病

皮肤

关于皮肤

血液、心脏

关于血液和心脏

脸

关于眼睛、鼻子和头等

骨骼、肌肉

关于骨骼和肌肉

图标下面的★越多，表示:遗憾、惊奇等指数越高。

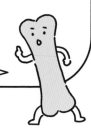

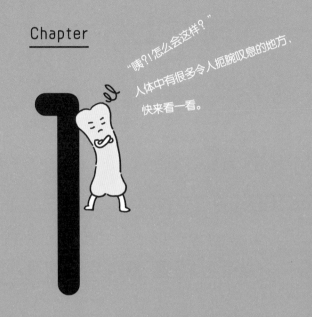

Chapter

"咦?!怎么会这样?"

人体中有很多令人扼腕叹息的地方，

快来看一看。

第1章

令人遗憾的人体

人在回忆时，
会不由自主地
看向斜上方

遗憾指数
★★★★☆

让我来问问你，昨天，你吃了什么晚餐？

怎么样，想起来了吗？是咖喱、汉堡包，还是意大利面？其实我并不是真的想问你吃了什么，而是在测试当你回忆时眼睛会看向哪儿。你是不是也不由自主地看向斜上方呢？尽管吃过的东西并不会从那边浮现出来。

人在回忆或者思考时，需要集中注意力。这时，眼前的东西就成了干扰信息，它们映入眼帘，会让人分心，干扰思考。

因此，人会不由自主地把视线投向斜上方，以减少视野中的东西。与平视前方相比，仰视天空、天花板等位置时看到的东西要少得多，干扰更少。

你也许会说："也可以往下看或是闭上眼睛呀，这样的话，映入眼帘的信息不是更少吗？"的确如此，也有人会低头往下看，或者闭上眼睛，但统计显示，看向斜上方的人更多一些。

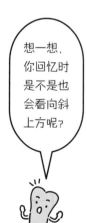

想一想，你回忆时是不是也会看向斜上方呢？

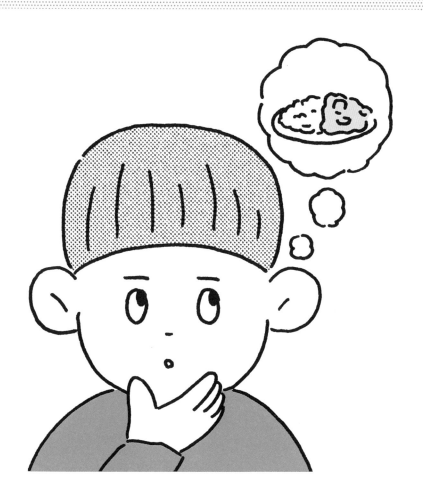

人在组织语言时会往右上方看？

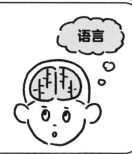

脑分为左右两个半球，左脑掌管语言，控制身体的右半边；右脑擅长想象，控制身体的左半边。因此，人在组织语言时会往右上方看，展开想象时则会往左上方看。

感到不安或担心时，
人更喜欢向左走

遗憾指数
★★★★★

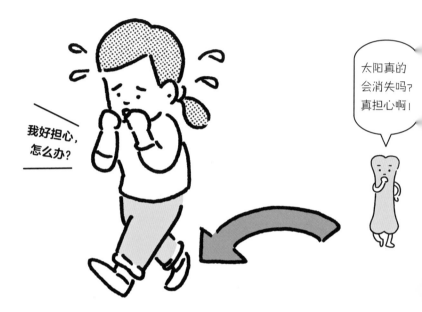

我好担心，
怎么办？

太阳真的
会消失吗？
真担心啊！

明天就要考试了，对自己没信心，感到焦虑紧张……你有过这种坐立不安、在屋子里转来转去的情况吗？这种时候，你很容易按照逆时针方向拐弯，也就是往左走。

这是英国肯特大学通过实验得出的结论。

为什么会往左走呢？因为人在感到不安或担心时，右脑就会开始活跃。据说右脑活跃时，人就容易往左走。

此外还有一种说法，认为人们会有一种心理暗示，觉得往左走更安全，往右走就会感到紧张。因此，田径比赛跑道、棒球跑垒，还有便利店里的商品通道等基本都是逆时针向左拐弯的。

年纪大了，
容易把自己撒的谎
当成真的

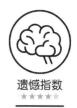

遗憾指数
★★★★☆

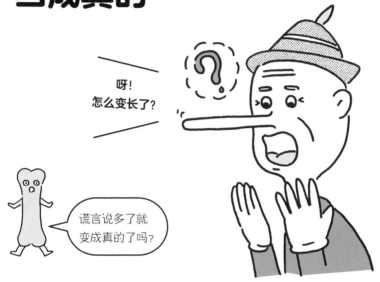

呀！
怎么变长了？

谎言说多了就
变成真的了吗？

每个人都撒过谎。撒谎的时候，你肯定知道自己在说谎话。不过，上了年纪后，人会把自己撒的谎当成真的。

美国布兰迪斯大学发表论文称，实验表明，60~92岁的人常常撒完谎还不到一个小时，就忘了自己是在撒谎，反而会把谎话当成真的。似乎年纪大了，人就分不清哪些是谎话，哪些是真实的记忆了。

童话《木偶奇遇记》里的主人公匹诺曹每次撒谎之后，鼻子都会变长。要是匹诺曹变成了老人，可能就搞不明白自己的鼻子为什么会变长了吧，因为他会把自己撒的谎当成真的。

性格是由
DNA决定的

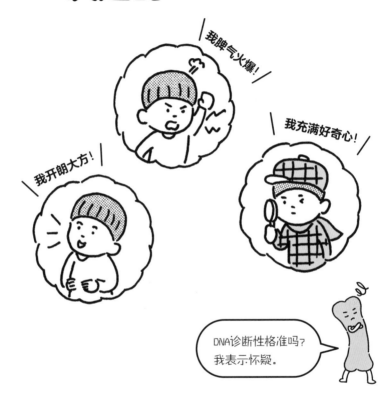

你 知道DNA吗？DNA是人体细胞中的遗传基因，是从父母那里继承的，每个人的DNA都携带着不同的遗传信息。

众所周知，根据DNA可以推测出一个人是什么体质、容易得哪些疾病。还有观点认为，通过DNA甚至可以看出人的性格！人的性格在很大程度上受神经递质的影响，而神经递质的分泌是由DNA决定的。

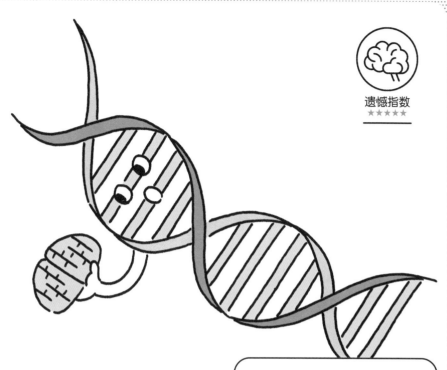

比如，去甲肾上腺素分泌旺盛的人通常善于沟通，能跟周围的人和谐相处；血清素分泌旺盛的人稳重开朗；多巴胺分泌旺盛的人好奇心很强……

不过，性格不是由单一因素决定的，不同神经递质的组合方式、遗传基因是否容易受神经递质所影响等因素都会左右人的性格，所以不能仅凭某种神经递质的多少来断定一个人的性格！

养不养狗是由DNA决定的?

瑞典乌普萨拉大学的学者通过调查发现，一个人养不养狗不仅受环境因素影响，还与DNA有关。也就是说，有的人养狗，是因为他有养狗的基因。不过现在还无法确定哪组基因是养狗基因。

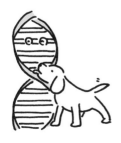

用嘴呼吸
是万病之源

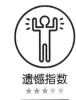

遗憾指数
★★★☆☆

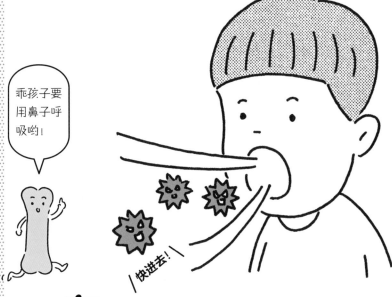

有些人习惯张嘴呼吸，这可不好，会引发各种疾病。

哺乳动物本来都是用鼻子呼吸的。人类因为学会了用嘴说话，所以也能用嘴呼吸。不过，正确的呼吸方式应该是用鼻子呼吸，这样可以使空气里的病毒、细菌等病原体被鼻毛、鼻黏膜拦截住，或者在鼻腔深处被消灭掉，以免进入体内。

嘴巴不是呼吸器官，所以没有像鼻子一样抵御病原体入侵的功能。而且，用嘴呼吸会导致嗓子干燥，病原体更易附着，增加感冒或者患流感的风险。此外，口腔干燥还会引发口臭！因此，用嘴呼吸的人一定要有意识地纠正这个坏习惯。

过度深呼吸
对身体有害

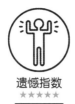

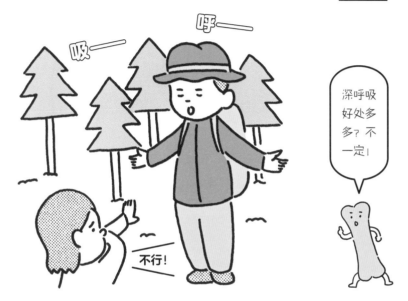

急躁或者疲劳时，深吸一口气，再缓缓呼出来，你的心情就能平静下来。深呼吸虽然有好处，但过度深呼吸也会损害身体健康。

通过呼吸，我们可以吸进空气中的氧气，将它输送到全身，再排出二氧化碳。不过，二氧化碳并不会全部成为废弃物，它可以调节人体的酸碱平衡。

过度深呼吸会将大量二氧化碳排出体外，打破人体的酸碱平衡。如此一来，人就会感到不适，出现头晕、头疼等症状。

所以，深呼吸要适可而止。

年纪越大，
呼吸频率越慢

遗憾指数
★☆☆☆☆

无论是醒着还是睡着时，人都得呼吸。那么，人一天要呼吸多少次呢？不同年龄的人，呼吸的次数是不一样的。

刚出生的婴儿呼吸最快，每分钟40~50次，一天呼吸6万~7万次。稍大一点的小宝宝会减少到每分钟20~30次，一天大约4万次。小学生每分钟20次左右，一天不到3万次。而成人每分钟12~15次，一天约2万次。

这些数据是人们坐在椅子上、处于安静状态时的平均值，运动或者情绪紧张都会令呼吸变快。我们可以从数据上看出，人的年纪越大，呼吸频率越慢。

这可不是因为随着年纪增大，人们距离死亡越来越近，呼吸频率就会越来越慢哟！

真正的原因是婴儿和小宝宝的肺刚刚发育，负责交换氧气和二氧化碳的肺泡数量还比较少。随着肺的不断发育，每次呼吸能获取的氧气增多，呼吸频率自然就会降下来了。

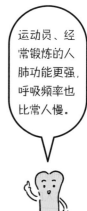

运动员、经常锻炼的人肺功能更强，呼吸频率也比常人慢。

每分钟12~15次

每分钟约20次

每分钟40~50次

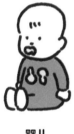

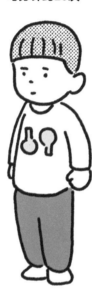

婴儿　　　　　　　　　小学生　　　　　　　　　成人

其实皮肤也能呼吸

青蛙等两栖动物的肺不发达，需要同时用肺和皮肤呼吸。蚯蚓等动物没有肺，所以只靠皮肤呼吸。其实人的皮肤也能呼吸，只是皮肤呼吸的比例只占整体的0.6%，所以人即使泡在浴缸里也不会窒息。

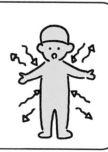

这些和身体有关的词语，你知道吗？
PART 1

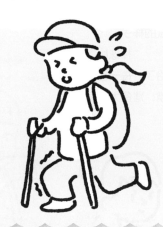

两腿发软

含义：我们在爬山或者下山时，有时会因为特别疲劳而感到腿和膝盖都变得软绵绵的，没有一点力气，并非腿真的变软了。

造句：我一口气爬上了富士山，累得两腿发软。

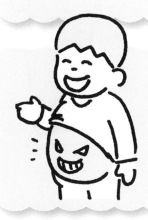

口蜜腹剑

含义：比喻肚子里盘算着害人的坏主意，嘴上却说得很好听，并不是嘴上真的抹了很多蜂蜜。

造句：我们要提防口蜜腹剑的人。

手足无措

含义：形容特别慌乱，不知道该怎么办，手和脚都不知道放哪里好了。

造句：突然被老师叫到讲台上发言，我只好手足无措地随便应付几句。

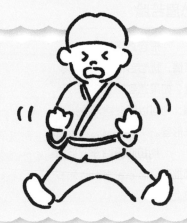

摩拳擦掌

含义：形容面对战斗、比赛或劳动，精神振奋、跃跃欲试的样子。

造句：棒球比赛马上就要开始了，每一名队员都摩拳擦掌，准备大显身手。

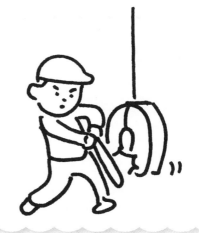

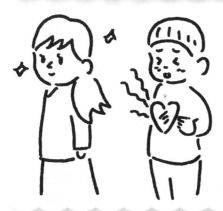

怦然心动

含义：指受到某件事或某个人的吸引，心里产生很大波动。

造句：很多美好的事情都会让人怦然心动。你有过这种感觉吗？

愁眉苦脸

含义：形容遇到不好解决的事情，忧愁苦恼的样子。相反，如果遇到特别开心的事情，则可以用"眉开眼笑"来形容。

造句：他担心没做作业被老师批评，愁眉苦脸地趴在书桌上。

好不容易想出来这么多，我快要把脑子给掏空了。

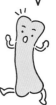

早起未必
有利于健康

遗憾指数
★★★★★

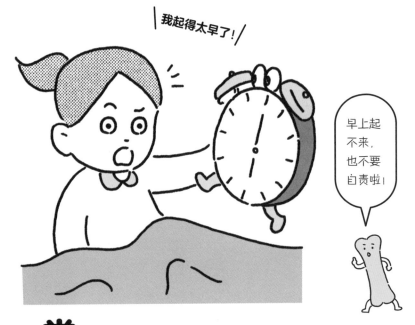

我起得太早了！

早上起不来，也不要自责啦！

常言道："早起的鸟儿有虫吃。"这句话说的是早起有好处，但其实早起似乎对身体不好。

英国牛津大学的研究人员声称，早起不仅对身体没有好处，反而有害。他认为每个人的最佳起床时间因年龄而异，15～30岁的人是早晨9点，31～64岁的人是8点，65岁以上的人是7点。这是根据人体与生俱来的休息和活动规律推导出来的。也就是说，早上6点之前起床可能会破坏生物钟，对身体无益。

据说如果一直坚持早起，会增加患糖尿病、高血压和抑郁症等疾病的风险。

睡眠其实
没有黄金时段

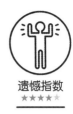

遗憾指数
★★★★☆

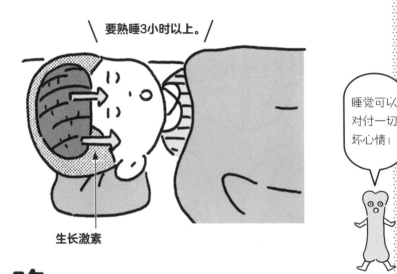

要熟睡3小时以上。

生长激素

睡觉可以对付一切坏心情！

晚上10点到凌晨2点是睡眠的黄金时段，这期间一定要好好睡觉。你应该也听过这种说法吧？

人体内的生长激素可以促使肌肉、内脏和骨骼生长，还有助于消除疲劳。曾经有研究认为，脑会在晚上10点到凌晨2点之间大量分泌生长激素，所以在这个时间段内要好好睡觉，以促进生长激素的分泌。

但最新的研究发现，生长激素在入睡后3小时内都会分泌，与入睡时间段并没有关系，因此，关键是要保证睡够3小时以上。俗话说"爱睡觉的孩子长得快"，小朋友们都要好好睡觉，才能健康成长哟！

睡觉不关灯，身体毛病多

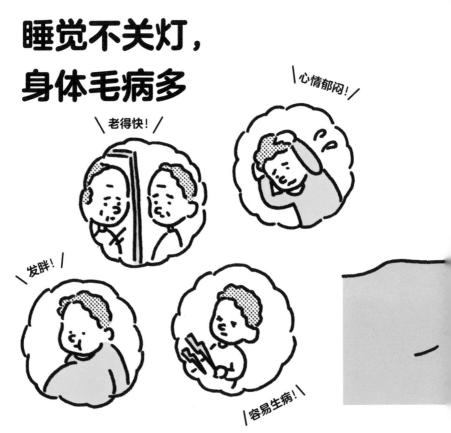

　　大家睡觉时一定要把房间的光线调暗。远古时代，人们白天在阳光下活动，到了夜晚则就着篝火的光亮准备入睡。到了现代，人们睡觉之前会一直开着灯，即使关掉了电灯，手机等电子设备也会发出光线，这种环境非常不利于健康。

　　入夜之后，脑会分泌一种叫做褪黑素的化学物质，它可以调节睡眠和苏醒节奏，调整血压和体温，保证睡眠质量。

　　但电灯等人造光会抑制褪黑素的分泌，而且就算睡着了，房间里亮着的灯也会使褪黑素的分泌量减少一半以上，让我们的睡眠变浅。

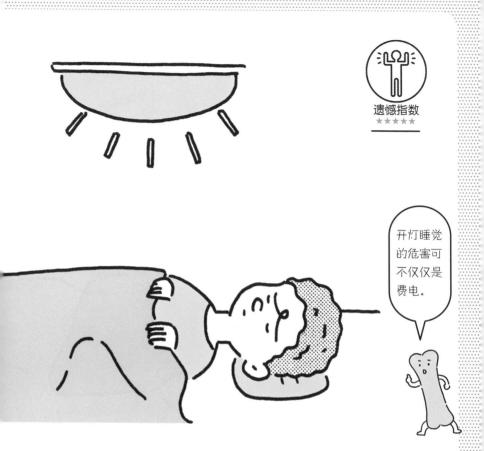

遗憾指数
★★★★★

开灯睡觉的危害可不仅仅是费电。

睡眠不足会使调节身体机能的激素失衡，很容易生病。此外，褪黑素分泌不足还会加速容貌衰老，增加体重，危害健康。

所以，要想睡一个香甜的好觉，睡前一定要记得把灯关掉哟！

"鬼压床"不是灵异现象！

"鬼压床"是指睡梦中意识突然清醒过来，然而身体又无法动弹的情况，常被当成灵异现象。真相是当身体非常疲倦时，睡眠较浅，脑清醒后会给身体发出行动的指令，但有时身体过于疲惫，就会动弹不了。一般而言，这种情况会很快缓解，无须担心。

钻进被炉*
就犯困

遗憾指数
★★★★☆

被炉里暖烘烘的，好舒服！

在被炉里睡着，容易着凉感冒哟！

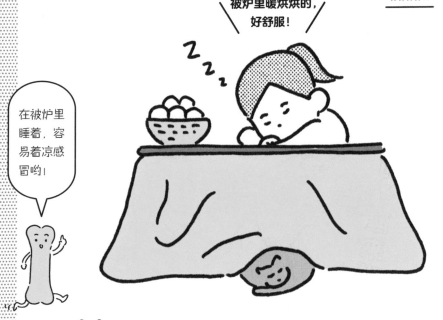

钻进暖烘烘的被炉时，人们很容易犯困，这是体温下降导致的。你肯定要问，被炉里暖暖和和的，怎么体温还会下降呢？

人醒着时，身体活跃，体温比较高。而安静下来准备睡觉时，人体就会通过散热的方式降低体温。这时，手脚的血管扩张，大量血液流向皮肤表面，由于气温比体温低，皮肤表面的血液温度会随之下降，之后再流到其他部位，体温就降低了。

人们钻进被炉里，手脚热乎起来以后，手脚上的血管扩张，脑误以为该睡觉了，就会开始犯困。

*注：日本家庭里常见的桌子，下面有取暖器，上面铺着被子，冬天取暖常用。

早上起不来
可不能赖低血压

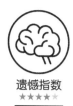

遗憾指数
★★★★☆

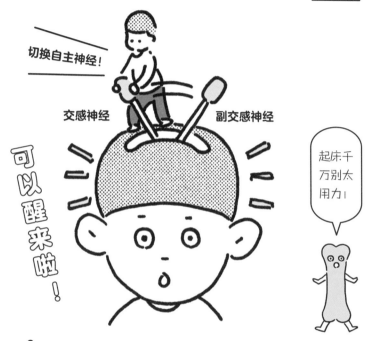

有些人早上起不来，他们常常认为这是低血压导致的。血压是指血管内的血液对于单位面积血管壁的侧压力。如果血压低，血液很难流遍全身，人就容易头晕，或者在起身时感到晕眩。

有些人起床时也会感到头晕，但"罪魁祸首"并不是低血压，而是自主神经系统。自主神经有两种，一种叫做交感神经，负责在人清醒时让身体保持活跃状态；另一种叫做副交感神经，负责在人睡眠或休息时放松身体。交感神经和副交感神经切换不顺畅，才是我们早上起不来的原因。

夜里受伤
比白天受伤好得慢

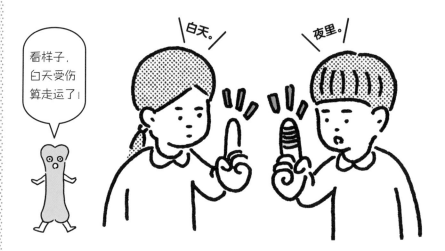

看样子，白天受伤算走运了！

白天。

夜里。

在 不同时间段受的伤，痊愈的速度居然有差异！这是英国医学研究协会的研究结果。

夜里受的伤与白天受的伤相比，痊愈时间要多出近一倍。一项针对118名烫伤患者的调查发现，在晚8点到早8点之间受伤的人，需要约28天才能痊愈，而早8点到晚8点之间受伤的人，大约17天就痊愈了。

这是因为促进皮肤愈合的细胞白天可以更快地移动到伤口。同时，具有修复作用的肌动蛋白等蛋白质也是白天比晚上更活跃。

也许是因为人们在白天活动频繁，更容易受伤，所以人体才会进化出这种特性吧。

看手相
没有科学依据

遗憾指数
★★★★☆

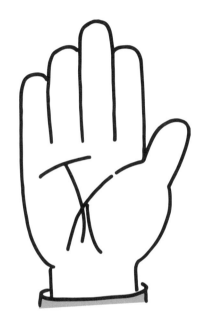

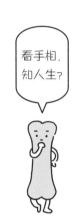

看手相，
知人生?

你看过手相吗？这是一种占卜方法，根据掌纹来判断一个人的性格、运势等。不过说实话，这可没有半点科学依据。

在日复一日的生活里，人们随时需要摊开手掌或握紧拳头。这样一来，手心就会出现很多像折痕一样的线条，这就是掌纹。

因此，生命线（指从大拇指和食指之间延伸到手腕的一条掌纹）越长，生命力越旺盛等说法根本都是无稽之谈。

不过，掌纹记录了主人运用双手的方式，从掌纹的形状中，也许可以揣测一个人的人生吧。

这些和身体有关的词语，你知道吗？
PART 2

横眉怒目

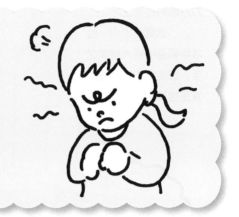

含义：指耸起眉毛、瞪着眼睛看着对方，形容态度强硬、毫不相让的样子。

造句：哥哥和弟弟因为一点小事闹翻了，两个人都横眉怒目地瞪着对方。

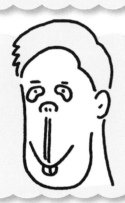

驴唇不对马嘴

含义：比喻答非所问或者两种事物之间毫无关系。

造句：这个比喻不恰当，有点儿驴唇不对马嘴。

面红耳赤

含义：形容因为急躁或害羞变得满脸通红的样子。

造句：她打完招呼才发现认错人了，羞得面红耳赤。

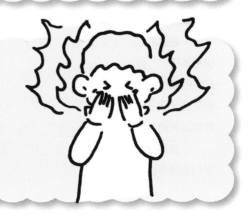

独具慧眼

含义：指在眼力或洞察力方面有独到之处。

造句：这幅画出自一位才华横溢的新人画家之手，您能挑中这幅画，真是独具慧眼啊！

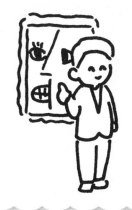
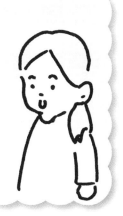

守口如瓶

含义：形容说话慎重，不会把秘密轻易透露给别人。

造句：答应别人保守秘密，就要守口如瓶。

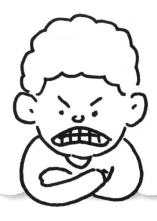

翘首以待

含义：表示殷切、焦急地期盼和等待。"翘首"就是抬起头的意思，不过可不要像图里这个孩子一样，把脖子伸那么长哟！

造句：这周末要去秋游，同学们都翘首以待。

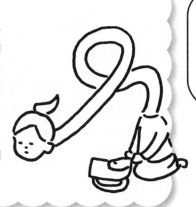

平时多记一些成语，写作文时就可以"胸有成竹"了。

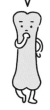

身体一弱，
中性菌就猖狂

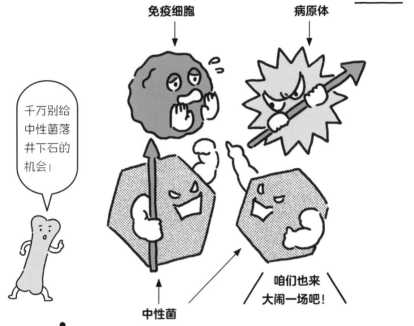

免疫细胞

病原体

千万别给中性菌落井下石的机会！

中性菌

咱们也来大闹一场吧！

人体内有上百万亿个细菌，你一定听说过保护肠道的双歧菌、乳酸杆菌之类的吧？

除了有益菌，人体里也生活着有害菌，不过正常情况下都是有益菌在发挥作用，所以不必担心。此外，人体里还有一类细菌叫做中性菌，它们平时无害，但会伺机而动。

当寄住的人体很健康时，中性菌不会兴风作浪。但当寄住的人体生病，负责抵御入侵病原体的免疫细胞变弱时，这些中性菌的态度就会来个180度大转变，开始排挤免疫细胞，为虎作伥，真是一群见风使舵的家伙啊！

胃里的这种细菌，
连胃液都杀不死

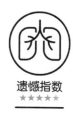

遗憾指数
★★★★☆

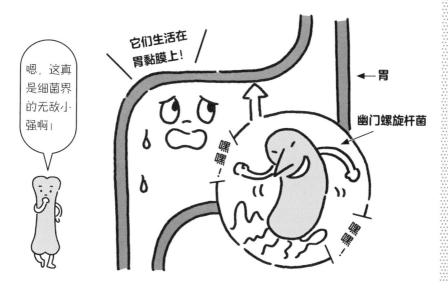

它们生活在胃黏膜上！

嗯，这真是细菌界的无敌小强啊！

胃

幽门螺旋杆菌

嘿嘿！

胃里有溶解食物的胃液，所以很多人以为胃里没有细菌。其实不然，一种名叫幽门螺旋杆菌的细菌可以在胃里存活。

这种细菌非常不好对付。普通的细菌都会被胃液杀死，但是幽门螺旋杆菌能产生氨，制造一层屏障抵御胃液。它摆动着像尾巴一样又细又长的鞭毛，在胃里来来去去，能引发胃炎、胃溃疡等疾病。

据说，体内携带幽门螺旋杆菌的人几乎都是在孩提时代感染的，但感染路径尚不完全清楚，所以很难预防。

不过也不必害怕，幽门螺旋杆菌可以通过药物治疗。

爬停着的扶梯
会感觉绊脚

遗憾指数
★★★★★

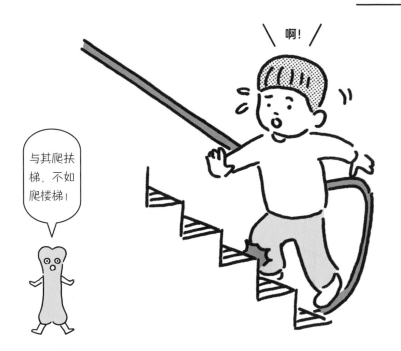

啊！

与其爬扶梯，不如爬楼梯！

你有没有爬过停着的电动扶梯？没有的话，下次一定要试试。虽然一样是爬楼梯，但爬电动扶梯总觉得有些绊脚。

虽然眼睛能看到电动扶梯是停着的，但脑却会按照常识，认为扶梯是移动着的。身体一时反应不过来，仍和爬移动的电动扶梯时一样抬腿，于是就会感觉磕磕绊绊的。

这叫做"电扶梯现象"，是眼睛（视觉）和大脑之间出现的偏差导致的。如果把楼梯装修成电动扶梯的样子，也会导致同样的现象。当然，从来没有见过电动扶梯的人除外。

腿部肌肉太紧张就会抽筋

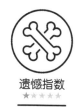

遗憾指数
★☆☆☆☆

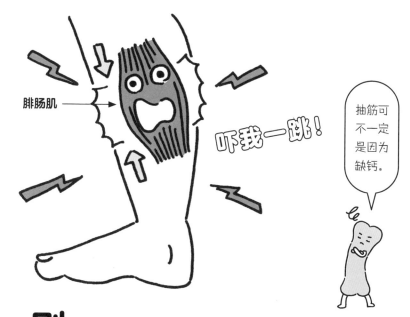

腓肠肌

吓我一跳！

抽筋可不一定是因为缺钙。

剧烈运动后，或者泡在大海、泳池里时，偶尔会突然感到小腿肚子一阵剧痛，这就是腿抽筋，是腓肠肌突然收缩引起的。

人体经过剧烈运动后，容易缺氧以及缺乏肌肉运动所需的钙等营养成分。此时，腓肠肌就会失控，突然开始收缩。

此外，泡在水里受了凉，腓肠肌也很容易收缩，再加上腿在水里的运动方式和陆地上的不同，肌肉一时难以适应，也会突然收缩，变得僵硬。

腿抽筋时，把脚趾头朝上方扳，让腓肠肌舒展开来，很快就能恢复。

谁都没有"运动神经"

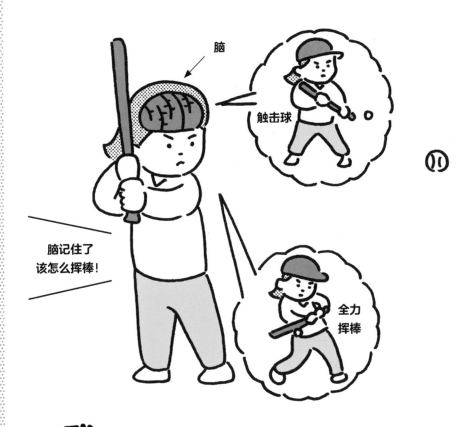

我 们称赞一个人擅长运动时常说他"运动神经"发达。神经确实有传达脑的指令、指挥身体运动的功能，不过人体中并没有一根专门负责运动的"运动神经"。

也许有人会问："如果真是这样的话，擅长运动的人和不擅长运动的人又有什么区别呢？"难道是指挥身体的神经数量不同，或者粗细不同吗？其实所有人的神经数量和粗细都是相同的。那么，运动高手和运动小白到底有什么不同呢？答案不在于神经，

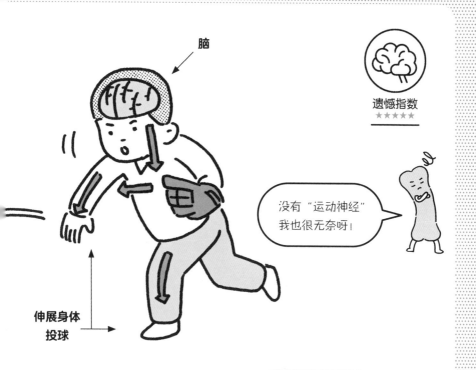

脑

遗憾指数
★★★★★

没有"运动神经"
我也很无奈呀！

伸展身体
投球

而在于脑有没有记住如何控制身体的肌肉。

比如，当我们在用球棒击球时，脑会命令肌肉用球棒击中棒球。通过大量训练，动作越来越准确，并且逐渐掌握更多模式，就能顺利地击到球了。

这就是所谓的"运动神经"发达，其实也可以说是脑掌握了运动的窍门。

也没有叫做
"反射神经"的神经！

虽然有一个词叫做"反射神经"，但实际上并没有叫这个名字的神经。人碰到了滚烫的东西时，会瞬间把手缩回去，这叫做非条件反射，是通过中枢神经、自主神经实现的。

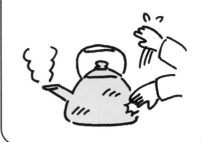

自己听到的声音
和朋友听到的不一样

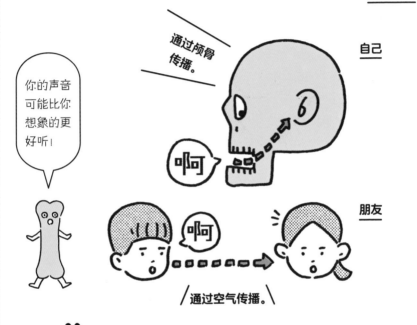

通过颅骨传播。

自己

啊

你的声音可能比你想象的更好听！

朋友

啊

通过空气传播。

你 看过自己说话时的视频吗？视频里的声音一定和自己平时听到的不一样吧。然而，对其他人来说，你在视频里的声音和平时说话的声音没什么区别。没错，自己听到的声音和其他人听到的是不一样的。

　　声音通过空气的振动传到耳朵里，这是空气传播。而自己听到的声音，除了空气传播，还会通过颅骨等骨骼传播。骨骼传播的声音比空气传播更响亮，所以听起来就不太一样。

　　虽然你会觉得自己在视频里的声音听起来有点奇怪，但其实这就是其他人听到的你的声音哟。

拥有绝对音感的人
也可能五音不全

遗憾指数
★ ★ ★ ★ ★

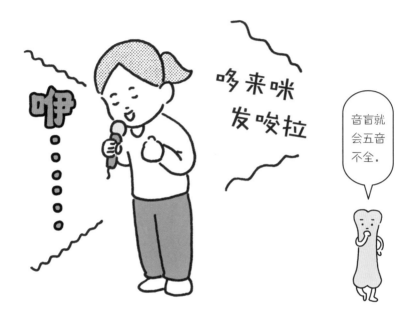

哆来咪
发唉拉

音盲就
会五音
不全。

绝对音感指没有基准音也能准确地判断音高。拥有绝对音感的人不仅在听到音乐时能做到这一点，就连听到别人说话时，也能立刻分辨出"这是'拉'。"

据说巴赫、莫扎特都拥有绝对音感，加拿大多伦多大学于2019年发表的一项研究表明，这是与生俱来的能力。

不过遗憾的是，拥有绝对音感也不一定就能唱好歌。因为唱好歌的关键是能按照正确的节奏发出正确的音。

也就是说，拥有绝对音感的人也有可能五音不全。

婴儿的小嘴碰到什么都会情不自禁地吮吸

遗憾指数
★★★★★

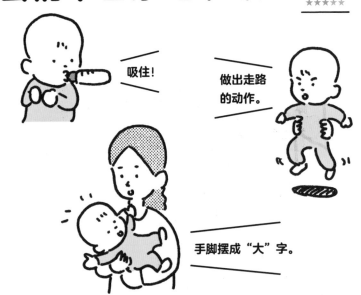

吸住！

做出走路的动作。

婴儿会含着奶嘴呼呼大睡。

手脚摆成"大"字。

刚出生的婴儿，小嘴碰到什么都会张开吮吸。

这个动作并不是经过思考后做出来的，而是婴儿为了喝到母乳，与生俱来的反射性行为，这个吮吸的动作叫做"吮吸反射"。

类似现象还有很多。比如，当大人扶着婴儿站起来时，他明明还不能走路，却会轮流伸出两只小脚，做出走路的动作。

还有，当把睡着的婴儿放进被窝时，他会伸开手脚，下意识地想要紧紧抱住什么。据说这是人类从猴子那里遗传下来的反射动作，因为生活在树上的猴子会下意识地抓住树枝或者猴妈妈，防止自己掉下去。

把人体的敏感部位放大，
迟钝部位缩小，
就会变成奇怪的小矮人！

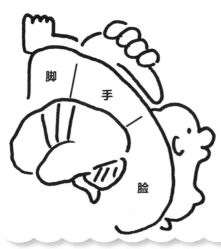

彭菲尔德人脑图

　　神经外科医生彭菲尔德研究了大脑中哪些区域分别负责接收身体的哪些器官获得的刺激信息。他发现，越是手和嘴唇等敏感部位，在大脑中对应的区域面积就越大。左边是人体器官与其所对应的大脑区域示意图。

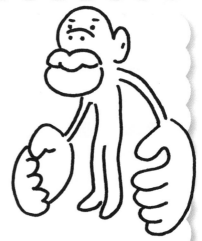

彭菲尔德侏儒

　　参照彭菲尔德人脑图，把敏感部位放大、迟钝部位缩小，人体就会变成右图所示的侏儒。从右图可以看出，人的手、脸、舌头都是敏感区域，所以变得很大，但躯干和腿的感觉比较迟钝，所以变得很小。

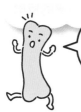

难怪我们的手指和舌头感觉这么敏锐。

女性比男性
更憋不住尿

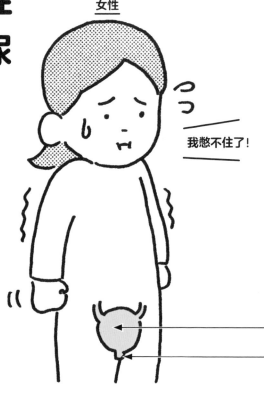

女性

我憋不住了!

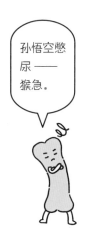

孙悟空憋尿 —— 猴急。

女性比男性更憋不住尿，因为女性膀胱周围的构造与男性不同。

尿液通过尿道排到体外，男性的尿道包括膀胱、前列腺和阴茎，长16~25厘米，而女性的尿道只有3~4厘米，比男性短得多，尿液离开膀胱后需要马上排到体外，因此，女性更憋不住尿。

尿液是由血液中多余的水分和废弃物等构成的。尿液从肾脏流经输尿管到达膀胱，膀胱像一个富有弹性的袋子，可以将尿液暂时储存起来。当膀胱胀到一定程度时，会通过神经向脑发出信

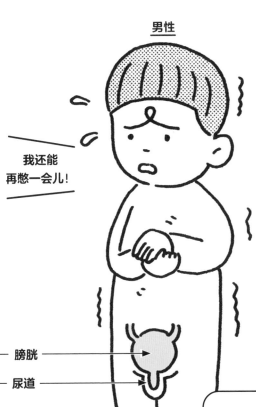

男性

我还能
再憋一会儿！

膀胱

尿道

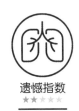

遗憾指数
★★☆☆☆

号："差不多快满啦！"脑再发出"可以排尿"的信号，于是膀胱收缩，尿道的肌肉放松，尿液就可以排出体外了。

膀胱即使装满了尿液，尿液也不会自动流到体外，因为脑可以控制膀胱和尿道的肌肉，能短暂地憋一会儿。

尿尿时长是21秒？

哺乳动物只要体重超过3千克，无论体型大小，尿尿时长均为21秒左右，据说大象、牛、山羊等都是21秒。体型大的动物膀胱也大，相应地尿道也粗，因此排尿时长基本相同。

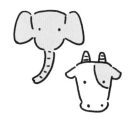

尿液的颜色
每天都不一样

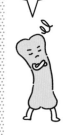

尿液的颜色是人体是否缺水的信号灯。

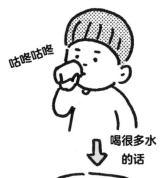

水……
水……

咕咚咕咚

喝很多水的话 ⬇

不喝水的话 ⬇

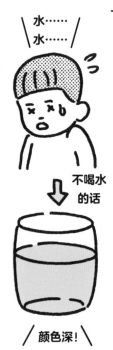

颜色浅！

颜色深！

尿 液虽然都是黄色的，但有时候深，有时候浅。

尿液的颜色会受到身体状况和生活环境的影响。如果流了很多汗，没有及时补充水分，尿液的颜色就会变深。相反，喝了很多水后，尿液被稀释，颜色就会变浅。

食物、营养品也会影响尿液的颜色。摄取大量维生素B_2后，未被吸收的部分会随着尿液排出体外，使尿液变成深黄色。

要是尿液呈深褐色、绿褐色，或者尿里有血，就需要引起重视了。可能是肾脏或者膀胱出了毛病，快去医院检查吧。

一紧张
就想上厕所

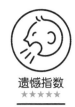

遗憾指数
★★★★★

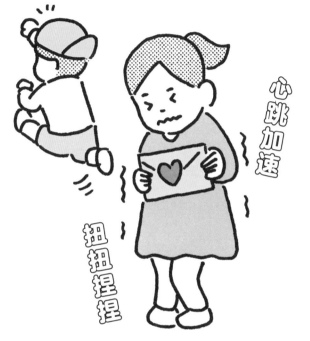

心跳加速

扭扭捏捏

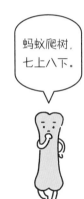

蚂蚁爬树，
七上八下。

跟喜欢的人告白，听老师宣布成绩，在运动会上一决胜负……这类场合很容易让人紧张。人一紧张，就会想上厕所，这是为什么呢？

我们的身体平时由自主神经控制，把尿液储存在膀胱里或者排出体外，也是自主神经在发挥作用。

当人感到紧张时，即使膀胱里只攒了一点点尿液，自主神经也会产生错觉，觉得"得尿尿了"！而且，膀胱很容易受到心情的影响，当心情紧张时，膀胱收缩，也会让人想上厕所。

零食吃太多，骨骼会变弱

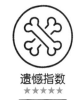

遗憾指数
★★★★★

零食很好吃，一不小心就会吃多。家人也一定提醒过你要少吃零食吧，因为吃多了对身体不好。

为什么会对身体不好呢？是因为零食吃多了，会导致营养不均衡吗？这只是原因之一，零食对骨骼的影响也不容忽视。

骨头的主要成分是磷酸钙，食物中的磷酸和钙结合成磷酸钙，才能形成骨头。肉类、鱼肉里含有磷酸，零食里也含有大量磷酸。

这样说来，零食不是对骨骼发育有益吗？但磷酸也是过犹不及。如果摄取过多，磷酸还没来得及被身体当做营养成分吸收，就会先在小肠里和钙结合，随着大便一起排出体外。如果长期处于这种状态，身体就会缺乏必需的磷酸钙，导致骨质疏松。

还有一点需要注意的是，零食里含有大量糖分，过量摄取糖分也会导致钙随着小便排出体外。所以，吃零食一定要节制。

零食美味，但要少吃。

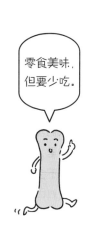

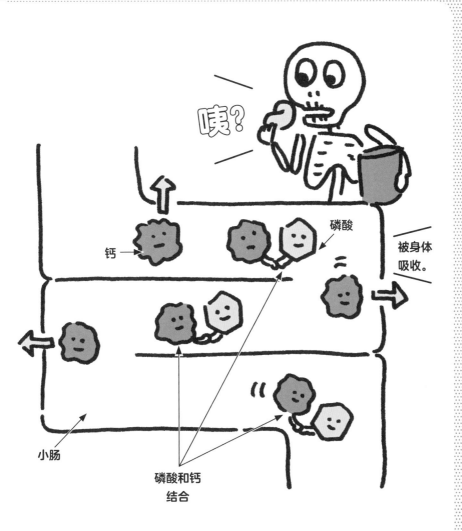

钙

磷酸

被身体
吸收。

小肠

磷酸和钙
结合

碳酸饮料喝得再多也不会腐蚀骨骼

　　人们常说"碳酸饮料喝多了会腐蚀骨骼"，把骨头泡在碳酸水里，它的表面确实会被腐蚀。不过喝到肚子里的碳酸饮料不会直接接触骨骼，因此不会有问题。不过，很多碳酸饮料中含有磷酸，喝多了会导致骨质疏松。

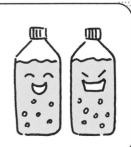

缺乏运动会导致
肌肉减少、骨质疏松

遗憾指数
★★★★☆

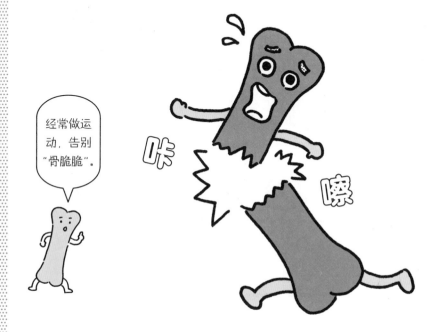

运动有利于强健肌肉，这个道理很好理解，多运动，肌肉自然就会变得更结实。如果完全不运动，肌肉就会变弱、退化。其实运动不仅对肌肉有好处，也有益于骨骼发育。

经常运动可以给骨骼施加压力，让负责骨骼发育的成骨细胞更活跃，促进新骨形成，有利于钙质吸收，使骨骼更加强壮。

相反，如果长期缺乏运动，骨骼里的钙质就容易流失。时间长了，骨密度就会变低，导致骨质疏松，摔一跤都会骨折。为了防止出现这种情况，大家一定要多多运动。

肋骨
其实很脆弱

遗憾指数
★★★★☆

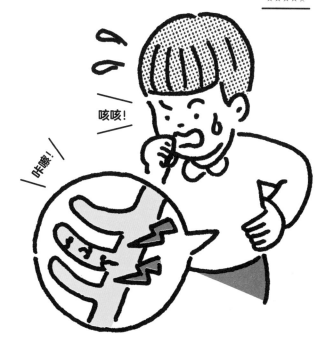

咳咳!

咔嚓!

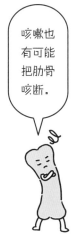

咳嗽也有可能把肋骨咳断。

大部分骨头虽然很轻，但是都很结实。人体里的骨头有200多块，骨头们相互配合，支撑并保护身体。

不过，也有一类骨头很"没出息"，受到一点冲击，可能就"咔嚓"一声断了，或者出现裂纹，它就是肋骨。

肋骨像围栏一样，保护着胸腔里的心脏和肺等重要器官。

人体一共有24根肋骨，左右各12根。肋骨很细，抗冲击能力比较差。因此，打喷嚏、咳嗽时太用力，或者突然转动身体，都有可能导致肋骨骨折。

太阳晒过头
或者完全不晒
都不好

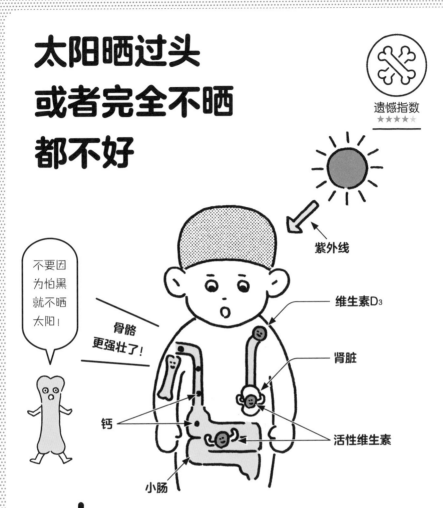

不要因为怕黑就不晒太阳！

骨骼更强壮了！

紫外线

维生素D₃

肾脏

活性维生素

钙

小肠

人 之所以会被晒黑，是人体为了避免被紫外线灼伤，在皮肤表面生成了黑色素，黑色素能吸收紫外线。过度暴露在强紫外线下，不但容易长斑，还会伤害皮肤细胞，诱发癌症等。

但是完全不晒太阳也不行，人体从食物中摄取维生素 D 后，需要通过紫外线照射皮肤，才能生成维生素 D₃，再在肾脏转化成活性维生素。这种物质可以促进小肠吸收钙质，让骨骼更强壮。不晒太阳会导致维生素 D 缺失，不利于骨骼健康。

右脸比左脸
看起来更冷漠

遗憾指数
★★★★☆

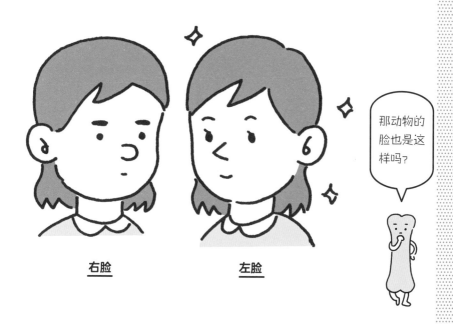

右脸   左脸

那动物的脸也是这样吗？

如果你觉得自己不上相，下次可以试试让左脸对着镜头。

人的脸不是左右完全对称的，因为左脸由右脑控制，右脸由左脑控制。右脑负责控制感觉和感性等情感活动，因此左脸看起来更温柔，表情也更丰富。而右脸受左脑支配，看起来更理性、更酷，也有人觉得右脸显得比较冷漠，表情缺乏变化。

因此，艺人拍照时大多拍左脸，但如果要刻意营造高冷的气质，可能拍右脸比较合适。

黑眼圈的成因
不光是疲劳

眼周的皮肤很薄，容易出现黑眼圈。

恐怕只有熊猫才会喜欢黑眼圈吧!

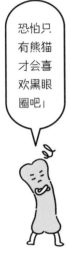

无精打采

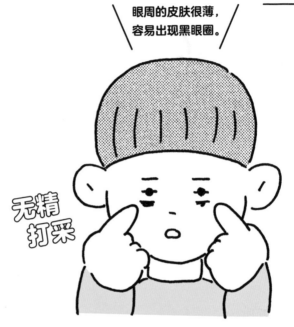

眼睛下方出现的暗黑色阴影俗称黑眼圈。

出现黑眼圈的主要原因是用眼过度、睡眠不足或者压力太大，这些因素会导致眼睛周围血液循环变差。眼睛下方的皮肤比眼周其他部位薄，血液循环变慢时，这里就会很明显。

不过，导致黑眼圈的原因可不止这一个。经受较强的日晒后，皮肤中会积存很多黑色素。眼睛下方的皮肤薄，黑色素就会很明显。此外，人上了年纪以后，皮肤逐渐失去弹性，眼周的皮肤松弛下垂，形成的阴影也就成了黑眼圈。

小朋友只要保持作息规律的好习惯，就不容易长黑眼圈。

最早的医生竟然是巫师！

生病是因为恶魔、恶灵作祟！

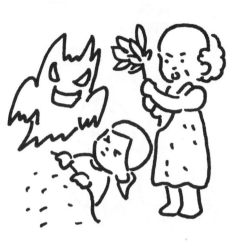

很久以前，人们对身体、疾病都不太了解。那时候没有科学家，也没有医生。如果生病了，要找谁医治呢？答案是巫师！世界各地的医疗界祖师都是巫师。

那时候，人们相信生病的原因是恶魔、恶灵或邪灵作祟，因此巫师会通过驱邪的方法或使用草药来治病。

后来，关于草药和医疗的知识越来越丰富，文明不断进步，才出现了专门为人治病的医生。

即便如此，巫术仍与医疗密切相关

虽然随着时代的进步，医疗水平不断提高，但是它和巫术仍有很多关联。据说距今300多年前，欧洲人认为星座控制着人的身体，所以在做手术前要观察天象确认星星和月亮的位置，以预测手术是否顺利。

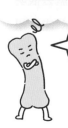

我可不想让巫师给我看病！

靠节食减肥会变成易胖体质

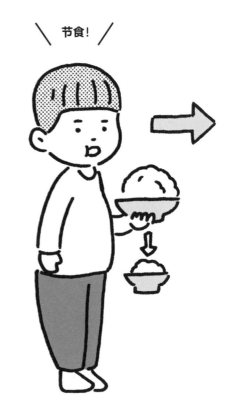

节食！

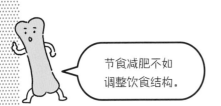

节食减肥不如调整饮食结构。

很多人可能会想，"如果长胖了，那就少吃一点吧！"遗憾的是，靠节食来减肥，并不靠谱。

美国曾针对2000多人进行了十年以上的减肥追踪调查，发现通过节食来减肥的人，虽然可以暂时减轻体重，但最终并不能成功。因为靠节食来减肥，会使人变成易胖体质。

人需要从食物中摄取能量才能从事各种活动。如果总是吃得太多，就会导致能量过剩，过剩的能量会转化成脂肪，让人越来越胖。相反，如果吃得太少，摄取的能量不够，身体就会燃烧平

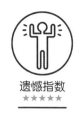

遗憾指数
★ ★ ★ ★ ★

变瘦了！ 成了易胖体质！！

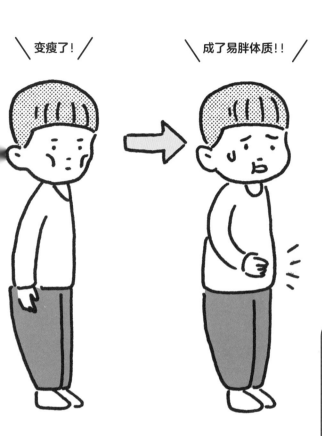

时储存的脂肪来弥补缺少的那部分能量。这样一来，身体中储备的脂肪越来越少，人就会变瘦。

长此以往，身体会因为吃得少了，减慢新陈代谢，尽量不消耗能量。这样一来，就算吃得很少，能量还是会被变成脂肪储存起来，人就会容易发胖。看来我们还是不应该做违背身体正常规律的事呀！

空腹运动，减肥效果更好

肚子饿的时候做运动更容易消耗脂肪，因此减肥应该选在空腹的时间段。还有，过于激烈的运动会导致肌肉转化成能量，所以推荐大家选择强度较小的运动。

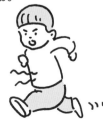

脂肪过多很郁闷，没有脂肪更不行

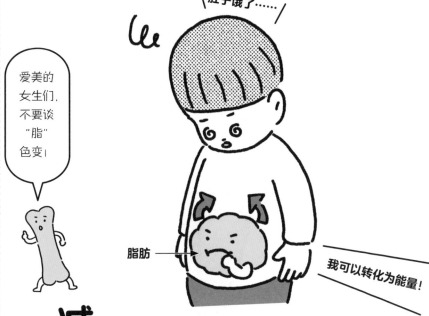

肚子饿了……

爱美的女生们，不要谈"脂"色变！

脂肪

我可以转化为能量！

减肥的主要目的是减少脂肪，因为脂肪过多有害健康，不但会给心脏造成负担，还可能导致血管堵塞、破裂。此外，肥胖也容易诱发糖尿病、癌症等疾病。过大的体重还会给骨骼和关节造成负担。

读到这里，你可能会以为脂肪这种东西没有任何好处吧？其实并非如此，脂肪可以在缺乏营养时为身体提供能量；可以在寒冷时防止体温下降，起到御寒的作用。此外，脂肪包裹着身体，可以在摔倒磕碰时起到缓冲作用，保护内脏和骨骼。所以，没有脂肪也是万万不行的。

吃太多冷饮有害健康

遗憾指数
★★★☆☆

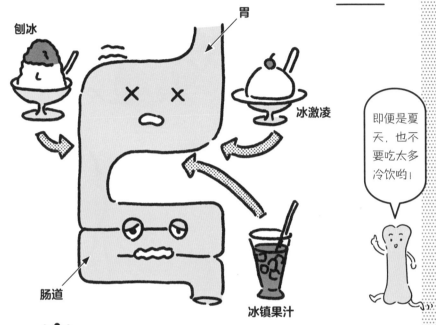

刨冰

胃

冰激凌

肠道

冰镇果汁

即便是夏天，也不要吃太多冷饮哟！

炎炎夏日，嗓子渴得冒烟时，最幸福的事莫过于咕咚咕咚地喝上一杯冷饮，或者嘎嘣嘎嘣地吃上一碗刨冰。但是，吃太多冷饮或冰镇食物对身体不好，会导致腹泻。

冰凉的食物进入胃和肠道里，会导致肌肉、血管收缩，血液循环变差，胃蠕动和肠道蠕动都会变缓。如此一来，吃下的食物无法被充分消化、吸收，会引发炎症，导致肚子痛。这种情况下，水分也很难被身体吸收，容易腹泻。

此外，身体受了凉，负责抵御疾病的免疫力就会降低，还容易疲惫。都说"百病从寒起"，要少吃太凉的食物。

有的人特别招蚊子

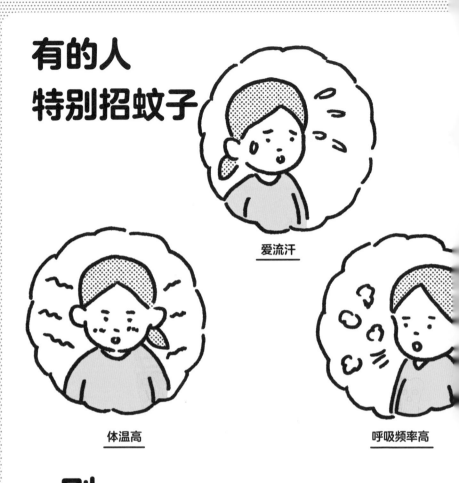

爱流汗

体温高

呼吸频率高

刚 听到嗡嗡声，皮肤上就起了一个奇痒难忍的大包，没错，罪魁祸首就是夏天里无处不在的坏家伙——蚊子。

你发现了吗？有的人招蚊子，有的人却不太招蚊子。他们的区别在哪儿呢？难道有的人的血更香甜吗？

其实招不招蚊子跟血的味道没有关系。招蚊子的人有以下几个特征：首先是爱出汗，蚊子感知到潮湿的空气就飞过来了；体温高的人也招蚊子，小孩的体温比大人高，所以更容易招蚊子；还有刚洗完澡的人要小心，这时也容易招蚊子。

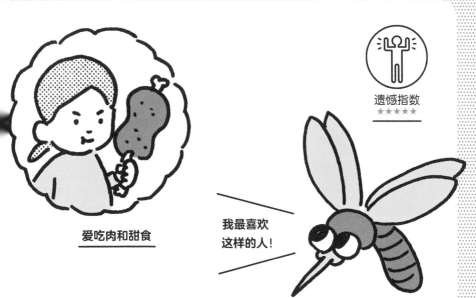

遗憾指数
★★★★★

爱吃肉和甜食

我最喜欢
这样的人！

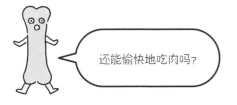

还能愉快地吃肉吗?

时常给脚杀杀菌，蚊子就不来了

　　每个人脚上都会有正常菌群。日本一名高中生发现，脚上的细菌种类越多，越容易遭到蚊子的叮咬。因此，经常用除菌湿巾擦一擦脚腕以下的部位，就能大大降低被蚊子叮咬的概率。经常被蚊子咬的人一定要试试哟！

　　另外，蚊子喜欢聚集在二氧化碳浓度比较高的地方，所以呼吸频率快的人也容易招蚊子。平时爱吃肉或甜食的人，也会比爱吃蔬菜或凉拌菜的人更容易招蚊子。所以说蚊子是会挑人的。

　　顺便说一句，吸血的都是产卵的母蚊子，因为产卵需要血液提供营养。

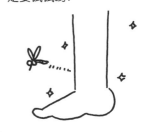

人类曾以为自己没有"痒点"

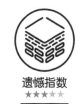

皮肤上有很多能感知刺激的感觉点。人们已经发现的感觉点有四种：感知疼痛的叫痛点，感知温暖的叫温点，感知寒冷的叫冷点，感知触碰、挤压的叫触点或压点。一直以来，人们都认为"痒"的感觉是一种微弱的疼痛，是由痛觉感知的。

然而，内脏能感觉到疼痛，却感觉不到痒，所以人们开始思考，疼痛和痒也许是完全不同的两种感觉？后来研究发现，人的皮肤上确实存在可以感知痒的痒点。

不过，痒的感觉的传播速度似乎比其他感觉要慢。感觉点感知外界的刺激后，由皮肤下方的受体通过神经传递给脑。传递痒的感觉的神经比传递其他感觉的神经细一些，因此痒的感觉更不容易传递到脑。

有一种止痒的方法就利用了这个特点。脑在接收到两种以上的感觉时，无法同时做出判断，因此把痒的地方弄疼，或是用冰敷在痒的地方，疼痛或凉的感觉就会比痒的感觉更先传递给脑，于是就感觉不到痒了。

要么疼，要么痒，你选哪一个？

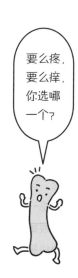

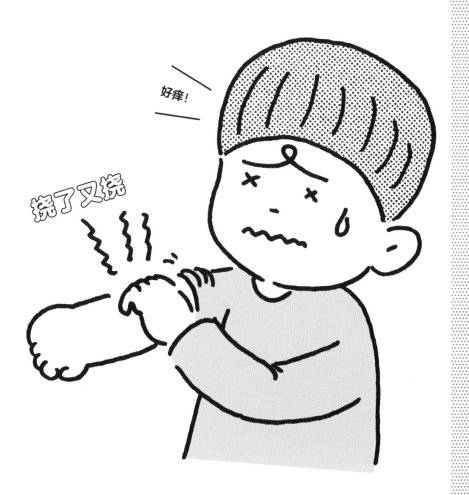

好痒！

挠了又挠

裤腰太紧时，身体会分泌致痒物质

　　如果新裤子的裤腰特别紧，腰部的皮肤就会感到很痒。这是因为皮肤深层的肥大细胞受到刺激时，会大量分泌一种叫做组胺的物质，组胺刺激神经，皮肤就会感觉很痒。被虫子叮咬或者吃了某些食物时，身体也会分泌组胺，产生痒的感觉。

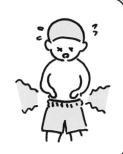

你知道这些身体现象的名字吗？

"临睡肌抽跃症"：
睡觉时突然抖一下

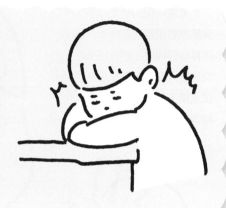

　　人在睡觉时，身体会突然抖一下，这个现象叫做"临睡肌抽跃症"。当身体极度疲劳、睡眠较浅时，脑会错误发出让肌肉收缩的指令，从而出现这种现象。

"卡里古拉效应"：
越是遭到禁止越想做

　　父母、老师越是不让你做的事，你是不是想想做？人都有这种心理，被严令禁止的事情，反而特别想尝试，这就叫"卡里古拉效应"。

"类像效应"：
看见三个点就觉得像人脸

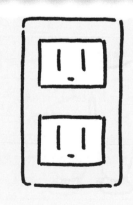

　　当我们看到呈倒三角排列的三个点或者三条线，比如∵和–_–这样的图案等，就会觉得它很像人脸。据说，这是因为我们的脑里有一种细胞会对三个排列在一起的物体产生反应。

"自我妨碍"：
考试前想看漫画

　　考试前明明必须学习，却会突然想看漫画或者想收拾房间，这种心理叫做"自我妨碍"。据说这是人在潜意识里想为万一考试成绩不佳准备一个借口，是一种自我保护心理。

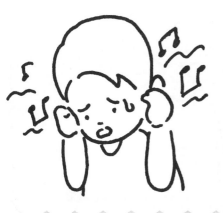

"洗脑神曲"：
脑中总是不由自主地
重复同一段旋律

　　很多人都有过这样的经历：同一段旋律在脑中循环播放，根本停不下来。有人把这种音乐叫做"洗脑神曲"，不过现在还没有弄清楚出现这种现象的原因。

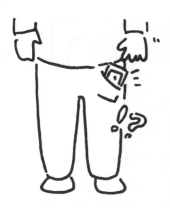

"幻觉震动综合征"：
明明没有来电话，
却觉得手机在震动

　　把手机设置为震动模式后，明明没有电话打来，却总觉得手机震动了，这种错觉叫做"幻觉震动综合征"。因为脑知道手机会在接到电话时震动，因此产生错觉，感受到根本没有的震动。

原来不是只有我一个人遇到过这些情况啊。

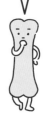

孩子的眼睛
比大人的清澈

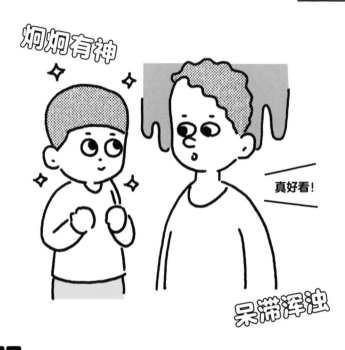

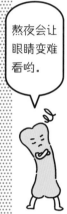

婴儿的眼白接近淡蓝色，非常澄澈明亮。这很好解释，因为婴儿的眼睛才刚开始使用，所以是水汪汪的。

随着年龄增长，眼白里色素沉积，毛细血管越来越明显，眼睛就不像小时候那么黑白分明了。

此外，当人们遇到开心的事情，或者在谈恋爱时，常常被人夸赞眼睛"熠熠生辉"，这可是实话。人在做自己喜欢的事情时，心情舒畅，眼睛正中央的瞳孔会变大，使黑眼球变得格外清晰，与眼白的色差更加明显，眼睛看起来就格外有神采。

白头发才不会
越拔越多

遗憾指数
★★ ☆ ☆ ☆

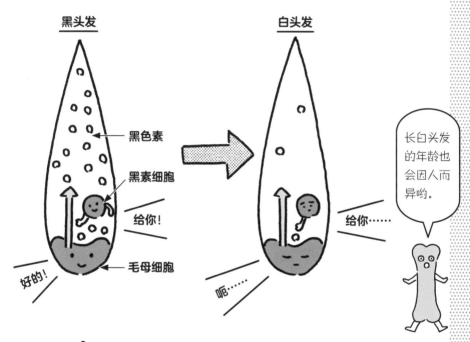

黑头发

黑色素

黑素细胞

给你！

毛母细胞

好的！

白头发

给你……

呃……

长白头发的年龄也会因人而异哟。

大家常说白头发不能拔，否则会越来越多，这其实是误解。毛发原本就是白色的，在制造头发的毛母细胞旁边有一种黑素细胞，黑素细胞产生的黑色素进入头发，让头发变黑。

当人上了年纪以后，黑素细胞逐渐失去活力，或者因为某些原因导致功能降低，黑色素的分泌会减少，长出来的头发就是白色的了。所以，拔白头发和长白头发之间没有任何关系。

到了某个年龄后，无论拔不拔，白头发都会增多，人们却误以为这是自己拔了白头发导致的。

吃甜食
并不能缓解疲劳

感觉好累......

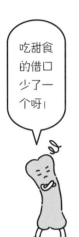

吃甜食的借口少了一个呀!

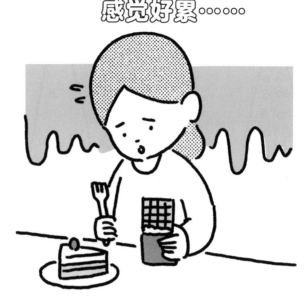

　　人们常说,学习学累了或者工作累了,可以吃点甜食。补充糖分能使大脑分泌更多血清素,血清素有让人心情平静的作用,因此大家常认为吃甜食有助于放松心情,缓解疲劳。

　　然而,吃甜食会导致血糖浓度急剧上升,所以胰腺会分泌大量胰岛素来降低血糖,保持平衡。这样一来,血糖下降,体内糖分不足,反而更容易疲劳。

　　那么,身体疲倦时应该吃点什么零食好呢?关于这个问题,很多人提出了各种观点,我推荐大家试试橘子、橙子这类富含柠檬酸的水果。

补再多胶原蛋白，皮肤也不会变得更有弹性

遗憾指数
★★★★★

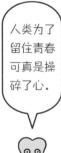

人类为了留住青春可真是操碎了心。

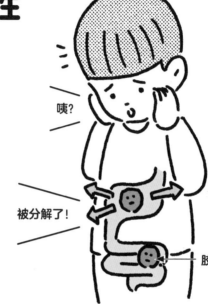

咦？

被分解了！

胶原蛋白

胶原蛋白是一种蛋白质，皮肤里的含量很高，它让皮肤变得光泽有弹性。因此，有人说吃富含胶原蛋白的食物可以让肌肤更光滑，还有人特意喝胶原蛋白饮品来美容。

遗憾的是，这可能只是人们的一厢情愿。吃下的胶原蛋白到了胃和肠道里，就会被分解成氨基酸，再被人体吸收，并不能发挥胶原蛋白的作用。至于胶原蛋白分解而成的氨基酸是否会被优先转化成皮肤的胶原蛋白，也还没有明确答案。

市面上有很多添加了胶原蛋白的护肤乳霜，它们可以起到保湿的作用，但并不能增加皮肤里的胶原蛋白。

吃再多巧克力，也不会流鼻血

遗憾指数
★★★★☆

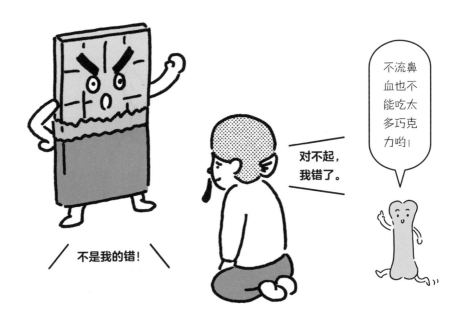

不流鼻血也不能吃太多巧克力哟！

对不起，我错了。

不是我的错！

一定有人跟你说过，巧克力吃多了会流鼻血吧。其实，流鼻血和吃巧克力之间并没有什么关系。

巧克力里并没有会让人流鼻血的成分。不过巧克力含糖量很高，糖分有扩张血管的作用，如果鼻黏膜里有伤口，吃巧克力就容易流鼻血。这在理论上说得通，但也只是一种可能性而已。

可以肯定的是，巧克力吃多了会导致肥胖，也容易长蛀牙，所以还是要适量。顺便说一句，漫画或者动漫里常有因为看到某种场景而流鼻血的画面，这不过是一种夸张的表现手法而已，其实没有任何依据。

橘子吃多了，皮肤会发黄

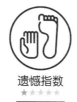
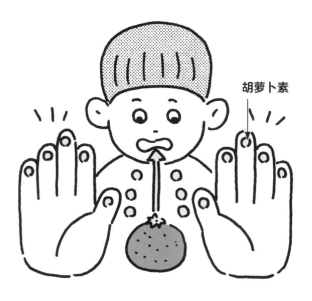

胡萝卜素

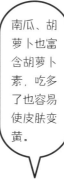

南瓜、胡萝卜也富含胡萝卜素，吃多了也容易使皮肤变黄。

大家都知道，橘子吃多了，手会变黄。

这是因为橘子富含胡萝卜素，这是一种黄色色素，如果吃橘子的时候不小心沾到手上，手就会变黄。

不过，有时候你会发现手上的黄颜色怎么洗也洗不掉，这是因为胡萝卜素被吃进身体后，会沉积在皮肤角质层或者皮下脂肪里。而手心及脚心的角质层比较厚，皮下脂肪比较多，再加上黑色素少，肤色比较白皙，一旦胡萝卜素沉积，就会黄得尤为明显。

这种症状叫"柑皮症"，不过它并不是病，只要人体将胡萝卜素代谢出去，肤色就会恢复正常，不用担心哟。

指甲和头发长出来时就已经死了

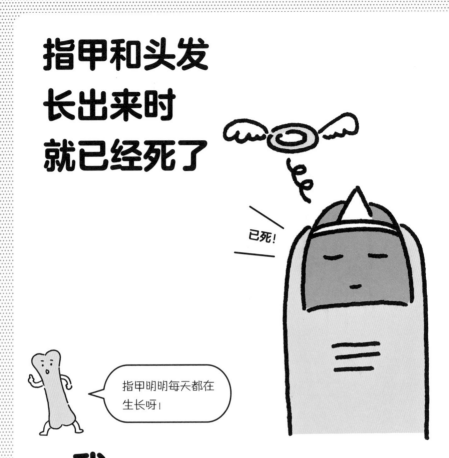

已死!

指甲明明每天都在生长呀!

我们剪指甲或者剪头发时，既不会感到痛，也不会流血，这是因为指甲和头发都是由死掉的细胞堆积而成的。

指甲和头发由皮肤最外层的角质细胞变化而来，角质细胞里充满了一种叫角蛋白的蛋白质。指甲是在指甲根部一个叫做甲根的组织中形成的，当指甲形成后，细胞很快就会死亡，但甲根还在不断地形成新的指甲细胞，所以死掉的指甲细胞就会逐层堆积并被推向皮肤外面。

头发也跟指甲一样，由发根的毛球一点点构成，毛球很快就会死亡，死去的毛球层层堆积，往外延伸，头发就变长了。

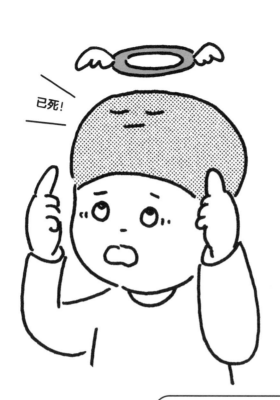

已死!

不论指甲还是头发，长到皮肤外面时就都已经死了，所以它们没有神经和血管，怎么修剪都不疼。

不过，不疼的只是生长在皮肤外侧的部分。发根、甲根里面都有神经和血管，所以当指甲剥落，或者使劲拉扯头发时，还是会疼，会出血的。

我们的身体表面已经死了

覆盖在皮肤表面的角质都是死细胞，所以大家身体的表面其实是已经死了的细胞。皮肤内部不断形成新的细胞，把旧的角质慢慢往外推。搓一搓身体，会搓出泥垢，这些泥垢就是角质和污垢的混合物。

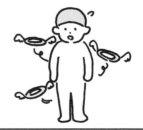

一哭就流鼻涕，说明人类曾有过四个鼻孔

遗憾指数
★★☆☆☆

人哭的时候会流眼泪，同时也会莫名其妙地流鼻涕。这种鼻涕不像感冒时流的黏糊糊的鼻涕，而是像水一样清澈透明，如同眼泪，其实这种鼻涕就是从鼻子里流出来的眼泪。

眼泪为什么会从鼻子里流出来呢？这是因为人类曾经有过四个鼻孔。你可能会觉得这太离谱了，但这是真的。

在人类进化的过程中，原来的四个鼻孔中有两个鼻孔消失了，变成了泪点，留在了靠近鼻翼这边的眼角里，和鼻泪管相连。鼻泪管是一根细细的管子，连接着眼睛和鼻子。

眼泪是由上眼睑后方的泪腺分泌的，平时会从眼睛、泪点流经鼻泪管，保持鼻黏膜湿润，防止其过于干燥。当我们在哭时，大量眼泪从泪点流进鼻泪管，就会变成鼻涕流出来。

一哭就流鼻涕，所以就会一把鼻涕一把泪。

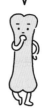

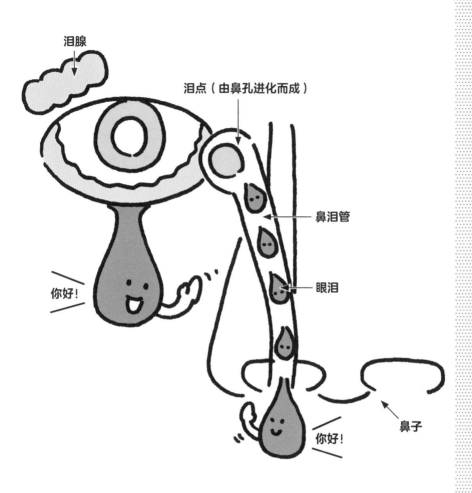

泪腺

泪点（由鼻孔进化而成）

鼻泪管

眼泪

你好！

你好！

鼻子

眼泪的原材料是血液

虽然眼泪是由泪腺分泌的，但它的原材料是血液。可眼泪为什么不是红色的？血液之所以是红色的，是因为里面有红细胞。而血液通过泪腺转化为眼泪时，红细胞无法通过泪腺，于是眼泪的颜色就变成透明的了。

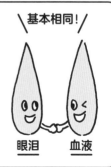

基本相同！

眼泪　血液

你也是这样吗？试试看！
PART 1

单脚站不稳了

　　首先在纸上画上黑色的条纹，请别人拿着这张纸，在距你眼睛25厘米处轻轻晃动。然后你试着抬起一只脚，保持单脚站立的姿势，你站得住吗？是不是觉得有点晕？

　　需要保持平衡时，脑会依据眼睛看到的信息来判断身体是否处于倾斜状态。如果眼睛一直盯着不停晃动的条纹，脑会认为地面在动，做出错误判断，于是身体就会失去平衡。

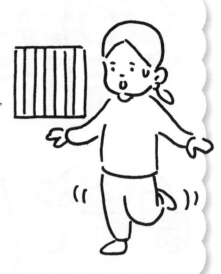

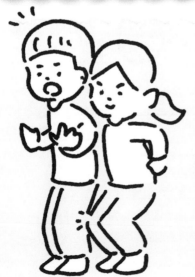

用膝盖顶一下，就能把前面的人推倒

　　这个游戏叫做"顶膝盖"，玩法非常简单，两个人一前一后站好，让前面的人站直，后面的人弯曲膝盖去顶前面的人的膝盖窝，前面的人就会膝盖发软，站立不住。

　　这是因为当人在站着时，腿部肌肉不会使出很大力气，只需轻轻撞击一下，膝盖就会弯曲。

同样的温度，不同的感觉！

往三个杯子里分别注入40摄氏度左右的温水、冰水和常温水，把两根手指分别伸到温水和冰水里，两三分钟后，再快速把手指伸到常温水里。这时，浸过温水的手指会觉得凉，浸过冰水的手指则会觉得热。

这个实验表明，皮肤在一直受到冷或热的刺激后，面对下一个刺激时，反应会变迟钝。对气温或者湿度的感觉也遵循这个规律。

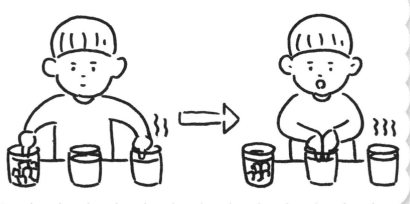

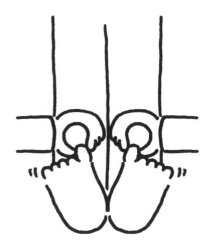

并在一起的双脚很容易被分开

请一位同伴坐在地上，让他伸直双腿，用力把两只脚并拢在一起。你只要捏住他的两根大拇趾，朝左右两边轻轻拉一下，就能把原本紧紧靠在一起的两只脚毫不费力地分开。

这是因为负责伸腿的肌肉非常强壮，但负责并拢双腿的肌肉力气却很小。

用手肘碰下巴，听起来容易，做起来难

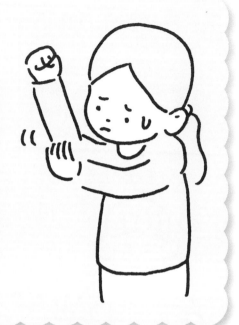

用手肘碰下巴，听起来好像很容易，但其实绝大多数人都做不到。

因为从肩膀到手肘的距离比较远，而且肩关节在水平方向上能活动的最大角度是135度，所以手肘很难碰到下巴。不过，孩子们的胳膊还没有那么长，身体也很柔软，所以有极少数人能成功哟。试试看，你能做到吗？

眼睛怎么睁不开了？

头部面向正前方，眼睛使劲往上看，然后闭上眼睛并保持往上看的状态，接下来试着睁开眼睛，你会发现眼睛睁不开了。

这是因为睁眼的动作和向上看的动作是由同一根神经控制的，往上看时，神经专注于这个动作，就无法分心睁开眼睛了。

是真是假，一试便知！

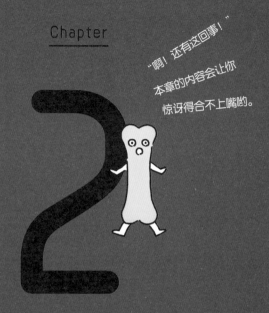

Chapter

"啊！还有这回事！"
本章的内容会让你
惊讶得合不上嘴哟。

第2章
令人惊奇的人体

嚼口香糖可以缓解压力，增强记忆力

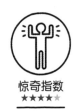

惊奇指数
★★★★☆

人在生病、睡眠不足或者有烦心事时，身心会在各种刺激下处于紧张状态，也就是人们所说的有压力。

在巨大的压力下，负责调节身体和心情的自主神经和激素会失去平衡。长期处于这种状态会使人肠胃失调、失眠，严重时还可能导致抑郁或者诱发癌症。

运动或者做自己喜欢的事可以缓解压力，但其实还有一个更简单的方法，那就是嚼口香糖。嚼口香糖时，下巴可以得到充分活动，有研究结果表明，通过咀嚼获得的触感等信息传递给脑，可以刺激脑，减少压力激素的分泌量。

在另一项研究中，实验人员向老年人展示64张照片，替换其中的部分照片后，再问老人们有多少张照片是替换过的，如果嚼过口香糖，老人们回答的正确率会变高。研究发现，此时老人们脑中和记忆相关的海马体处于活跃状态。这项研究证明，嚼口香糖可以增强记忆力。

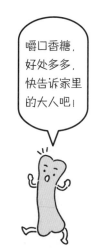

嚼口香糖，好处多多，快告诉家里的大人吧！

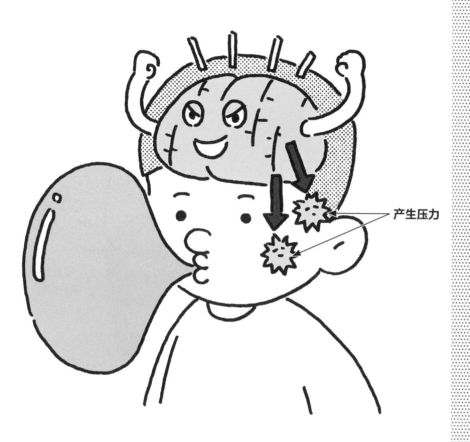

产生压力

嚼口香糖可以集中注意力

嚼口香糖能促使脑充分运转，保持较长时间的专注。棒球选手在比赛中经常会嚼口香糖，这也是为了集中注意力。你在家里也可以一边嚼口香糖一边学习。除此以外，嚼口香糖还能预防牙周病，保持心率平稳，总之好处很多。

移植别人的大便可以恢复健康

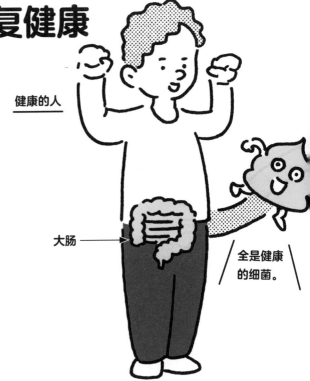

健康的人

大肠

全是健康的细菌。

咳咳，移植的虽说是大便，但本质上是肠道细菌而已，并不恶心。

你听说过肠道花园吗？小肠和大肠里生活着1000多种细菌，数量超过100万亿。人体肠道中既有益生菌，也有有害菌，在显微镜下，就像一个花园，因此得名肠道花园。

肠道花园里的细菌平时处于均衡状态，共同维持着身体的健康。但是如果饮食不规律或压力太大，导致有害菌增多，人体就会失衡，出现便秘或腹泻等症状。当人生病时，肠道花园也很难恢复均衡状态。

为了解决这个难题，有人想出了用健康人肠道里的细菌来调节病人的肠道花园，即移植大便。

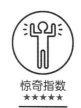

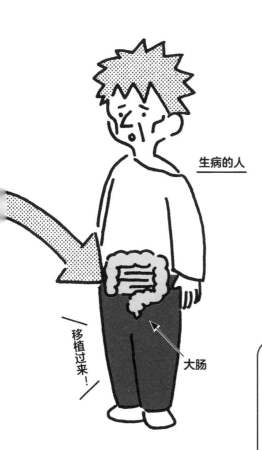

生病的人

移植过来!

大肠

健康人的大便里的活性肠道细菌多达一万亿个。移植方法有两种,一种是把经过处理的大便灌到病人的大肠里;另一种是只把细菌做成胶囊,让病人吞服。

虽然这个方法听起来很恶心,但报告显示,90%以上的大便移植都能起到良好的治疗效果。

婴儿的大便可以治病?

婴儿的大便里富含一种有助于合成短链脂肪酸的肠道细菌。糖尿病患者或者癌症患者体内缺少短链脂肪酸,因此移植从婴儿的大便中提取的肠道细菌,就可以增加短链脂肪酸,有助于治疗糖尿病或癌症。

笑口常开
福自来

惊奇指数
★★★★☆

自然杀伤细胞

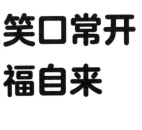

笑一笑,
十年少。
愁一愁,
白了头。

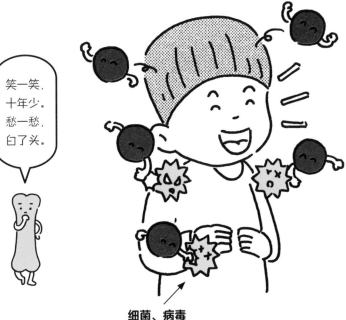

细菌、病毒

人体里有50亿个自然杀伤细胞。当我们笑时,这些细胞会更活跃,它们可以抑制肿瘤细胞,还能杀死病毒。

而且人在笑的时候,脑十分活跃,会分泌多种让人感到幸福的化学物质,有效缓解压力。此外,笑还具有全身运动的效果,能锻炼很多部位的肌肉。当面部肌肉得到充分运动后,人的表情也会变得更丰富。最重要的是,笑还会让你变得更乐观。

俗话说,"笑口常开福自来。"家里笑声不断,幸福自然就会降临。笑对身体有百益而无一害,这句话真是太有道理了。

被夸得多了，人会变聪明

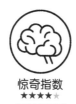

惊奇指数
★★★★☆

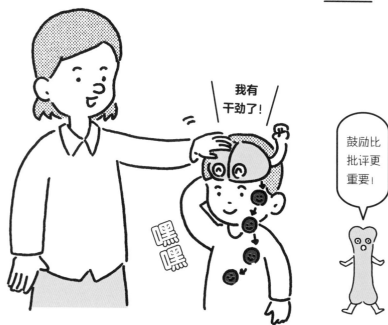

我有干劲了！

鼓励比批评更重要！

嘿嘿

无论是谁，挨了骂都会不开心，受到表扬则会很高兴。批评会让人自我怀疑、丧失动力，而表扬则能让我们充满干劲，继续努力。

这是为什么呢？原来我们的脑会在人受到表扬、心情舒畅时分泌多巴胺。多巴胺能提升干劲，有助于我们的工作和学习，所以人越被表扬，就会越努力上进。

如果因为学习不好挨了骂，你可以试着反驳一句，"表扬对我更有效。"嗯，虽然说了有可能会起反作用……

跑步真的
会使人快乐

惊奇指数
★★★★☆

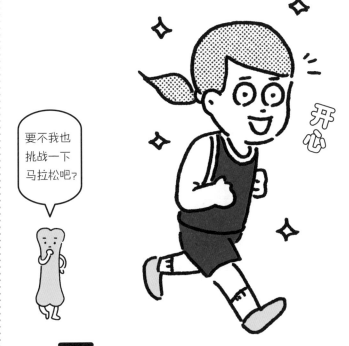

可 能有的人特别讨厌学校的马拉松运动会。长跑确实很痛苦，不过有时跑着跑着，痛苦的感觉就会突然消失，心情变得特别快乐，这就是跑步带来的愉悦感。

人在感到剧烈疼痛或者遭受巨大压力时，脑容易分泌一种叫做β-内啡肽的化学物质，它可以抑制痛楚，唤起幸福的感觉。跑步时，为了缓解疲劳，减轻痛苦，脑会持续分泌β-内啡肽，跑步的人就会感到非常快乐。

据说，跑得越投入，越容易感受到愉悦。

意识到死亡的存在，
人会超常发挥

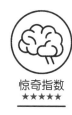

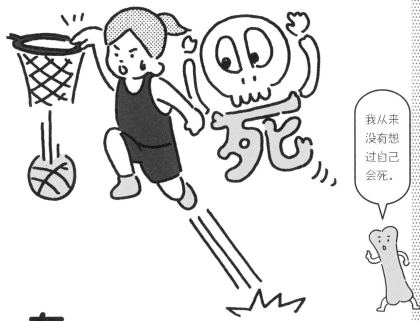

我从来没有想过自己会死。

在体育比赛中，没发挥好的情况很常见。不过，也有一种方法可以让人超常发挥，那就是意识到死亡的存在。

有人做过这样一项实验：让篮球运动员在一分钟内拼命投篮，看谁能投中更多。实验表明，当一些运动员看到了印有"死"字或者骷髅头图案的T恤之后，他们投球的命中率会比没看到这类图案的选手高30%。

也就是说，当人在意识到死亡的存在时，为了克服对死亡的恐惧会拼尽全力，超常发挥。

心跳停止后5分钟内，人可能还有意识

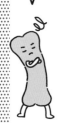

如果死了以后听见有人说自己的坏话，就有口难辩了。

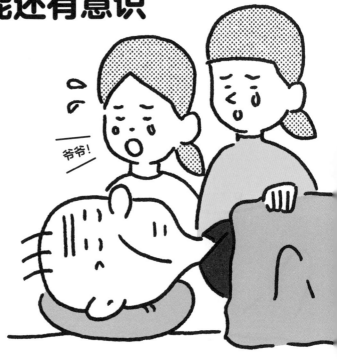

爷爷！

心脏停止跳动之后，血液不再流向脑，也就无法为脑输送氧气了。氧气是脑必不可少的能量源，没有氧气，脑就会停止活动，因此心脏停止跳动就意味着死亡。不过，德国柏林夏瑞蒂医学院公布了一个令人吃惊的研究结果，他们称心脏停止跳动后5分钟内，脑仍然在活动。

该大学为遭受严重脑损伤的9个人做了检查，发现心脏停止跳动后，脑细胞和神经细胞等还能活跃3~5分钟。

为什么没有血液流动，脑还能继续活跃呢？据说，这是因为脑里有一些储备能量。

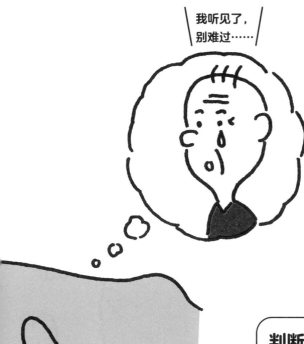

我听见了，别难过……

惊奇指数
★★★★★

美国纽约大学也曾针对一些因心脏骤停被宣告死亡，后来又恢复了心跳和呼吸的人做过一项研究。结果显示，在这些人中，有人听见了医生宣告自己死亡以及身边家人的对话。

这两项研究表明，心脏停止跳动后，脑还能活跃5分钟左右，在这期间，人很可能是有意识的。

判断是否死亡要确认三个状态

在日本，宣告死亡时需要确认以下几项：瞳孔是否放大；呼吸是否停止；心跳是否停止。只有这三项全都被确认才能判定为死亡。

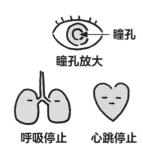

瞳孔

瞳孔放大

呼吸停止　　心跳停止

亲吻
可以交换细菌

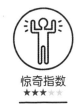

惊奇指数
★★★☆☆

有的爸爸妈妈特别恩爱，每天出门前和到家后都会亲吻对方。可能有人会觉得，当着孩子的面这样做不好，其实亲吻不仅是爱情的体现，还对健康有益。

口腔里约有700种细菌，数量多达100亿个。每亲吻一次，会有4000万个细菌进入对方的嘴里。你或许会觉得有点恶心，不过新的细菌进入身体后，能增强抵御有害细菌的免疫力。亲吻时唾液也会进入对方嘴里，发挥抗菌、杀菌的作用。不仅如此，亲吻还能减少令人产生焦虑情绪的皮质醇，增加能让人心情平静、倍感幸福的血清素和催产素。

此外，亲吻时血液集中流向面部，可以形成大量胶原蛋白，使皮肤焕发新生，还能减少免疫系统过度活跃引起的过敏问题。

还有一个小知识：即便只是拉拉手，也可以交换皮肤上的细菌。大家都可以通过肌肤接触来保持健康，预防疾病！

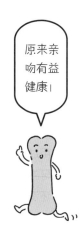

原来亲吻有益健康！

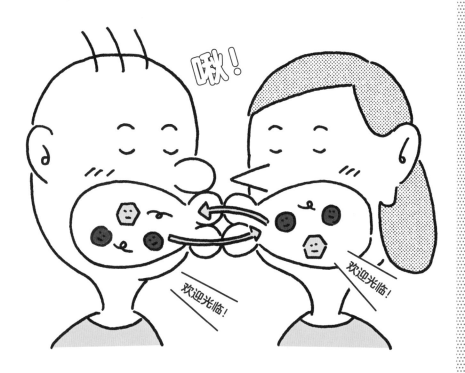

妈妈的亲吻
会把蛀牙细菌传染给宝宝

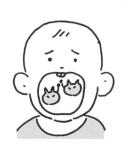

　　大人亲吻半岁到三岁左右的宝宝，或者拿大人用过的筷子喂宝宝吃东西，就会把大人嘴里导致蛀牙的变形链球菌传染给宝宝，而小宝宝的免疫系统还没发育完全。所以千万不要随意亲吻宝宝哟！

不可不知的药物小常识

为什么很多药名以"林"结尾?

很多药名都以"林"结尾,这是因为很多西药的名称是根据英文名称音译而来的,英文名以"lin"结尾的药在中文中一般就会被叫做"××林"。此外,也有人觉得"林"与"灵"发音相近,可以给人一种"药到病除"的感觉。你觉得这个解释有道理吗?

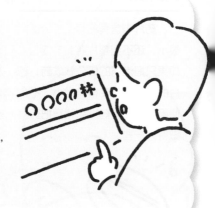

为什么有的药饭前服,有的药饭后服?

饭前服药,胃里没有食物,药会更快地被身体吸收。不过,有的药有刺激性,饭后服用可以减少对胃肠道的损伤。所以,服药时间一定要谨遵医嘱。

仿制药的效果会因为价格便宜而打折扣吗?

制药公司研制出某种原研药,一般会享有20～25年的专利保护期。过了保护期之后,其他公司就可以生产仿制药了。仿制药不需要研发费用,所以价格会更便宜,但是药效并不会打折扣。

药片中的药物成分
其实很少

药片中含有的有效成分比例很小，还不到整片药重量的1%。如果只把治病的成分做成药，药片的体积就会变得非常小，不方便服用，所以药厂会特意把药片做得大一些。

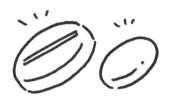

用茶水送服药物
也没事

过去人们认为茶水中的鞣酸类物质会影响治疗贫血的药物发挥作用。后来发现茶水中的鞣酸类物质含量很少，用茶水送服药物不会影响药效。

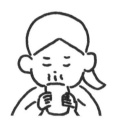

药物分为处方药和非处方药

处方药必须凭医生处方从医院的药房购买，非处方药则不需要医生的处方，可以在普通的药店买到。

处方药效果好、见效快，但一般都会有副作用或其他潜在影响，所以用药方法和剂量都有严格规定，必须在医生指导下使用。

如果病情比较轻，用不着去医院时，则可以根据自己的判断去药店买一些常见的非处方药。

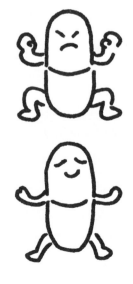

药品的学问很大哟！

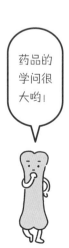

南极虽冷，
却不会让人感冒

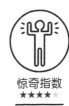

惊奇指数
★★★★☆

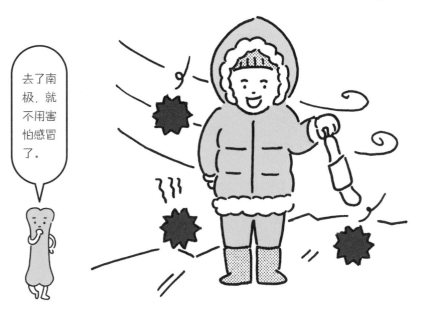

去了南极，就不用害怕感冒了。

寒冷的冬季，人们很容易感冒。那么在平均气温低至零下50摄氏度的南极，人们会不会经常感冒呢？其实，人在南极是不会感冒的。

让人感冒的原因并不是寒冷，而是细菌或病毒。当身体健康、体力充沛时，即使有细菌和病毒入侵体内，身体也能消灭它们。但是如果因为寒冷导致体力下降，身体无法抵御，人就会感冒。

在南极的严寒环境里，细菌和病毒无法生存。没有引发感冒的源头，即便不穿衣服也不会感冒。不过，南极实在太冷了，你可千万别真这样做哟！

身体是细菌的战场

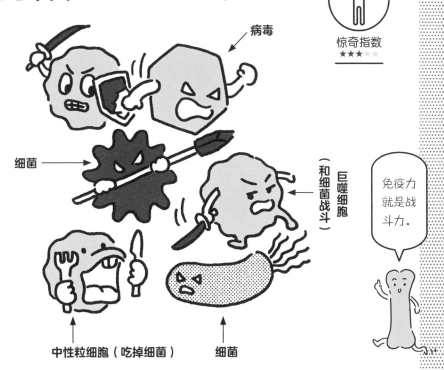

病毒

细菌

巨噬细胞（和细菌战斗）

中性粒细胞（吃掉细菌）

细菌

免疫力就是战斗力。

我们身边潜伏着很多病原体，一有机会它们便会侵入体内，不过我们并不是每次都会生病。

这是因为人体内的免疫细胞可以抵御病原体。免疫细胞分很多种，作用各不相同。中性粒细胞和巨噬细胞是第一道防线，它们会吃掉病原体，防止其扩散。接下来，巨噬细胞会把病原体的信息传递给辅助性T细胞，命令其他免疫细胞发起攻击。它们各司其职，与病原体和感染了病原体的有害细胞战斗到底。

就像这样，人体内随时都在上演免疫细胞和细菌、病毒等病原体之间的战斗！

脊柱靠弯曲缓解冲击

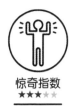

惊奇指数
★★★☆☆

脊柱是人体的支柱，位于身体中央，对支撑身体起着至关重要的作用。

脊柱不是一块完整的骨头，而是由约32块骨头组成。这些骨头分为5类：从上往下依次是7块颈椎、12块胸椎、5块腰椎，然后是3~5块骶椎，靠近屁股的位置还有3~5块尾椎。骶椎和尾椎的数量存在变化，因为随着人的成长，它们会慢慢融合在一起。

脊柱支撑人体直立，所以可能有人会认为它是笔直的，其实从侧面看，脊柱呈弧度比较小的S形，这是因为曲线有助于分散头部的重量，保持身体平衡。脊柱的弯曲形状能缓冲走路或跑步时产生的震动，吸收对身体的冲击。

有些人会由于缺乏运动等原因导致脊柱弯度消失。脊柱变直会增加脖子和腰的负担，所以大家平时一定要注意多运动并保持正确的姿势。

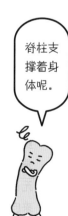

脊柱支撑着身体呢。

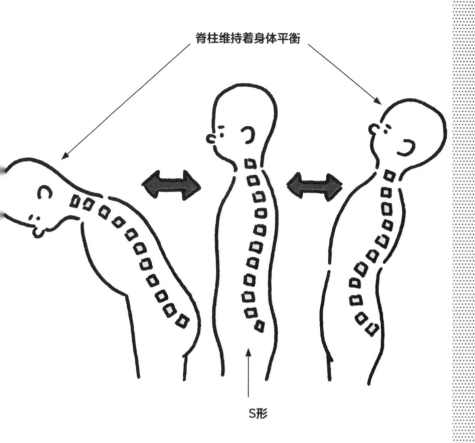

脊柱维持着身体平衡

S形

脚骨可以保护脑！

　　从脚后跟延伸到脚趾的骨头叫脚骨，脚骨位于身体最下方，却保护着位于最上方的脑。这个功能是依靠脚骨中间向上弯曲的结构——足弓来实现的。无论走路时还是跑步时，足弓都能像弹簧一样吸收来自地面的冲击，避免震动直接传到脑。

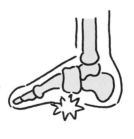

骨头处于不断重塑的动态过程中

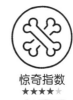

惊奇指数
★★★★☆

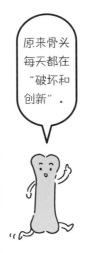

原来骨头每天都在"破坏和创新"。

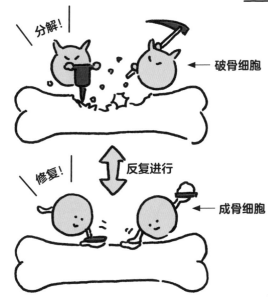

分解！

破骨细胞

反复进行

修复！

成骨细胞

骨头十分坚硬、结实，还会随着身体的成长，发育得更长、更粗。这是通过骨头每天的新陈代谢，即在不断的分解和修复的过程实现的。

骨头表面有两种细胞，一种是负责新骨形成的成骨细胞，一种是分解旧骨头的破骨细胞。骨头必须与身体同步成长，破骨细胞分解坏死或老化的骨组织，成骨细胞将钙质结合起来，在保持骨头正常形状的同时，让其继续生长。

人长大后，骨头也会继续新陈代谢，虽然大小和形状不再变化，但会在成骨细胞和破骨细胞的作用下不断重建，每五年左右就会彻底更新一次。

牙齿每天
都在溶解和修复

惊奇指数
★★★☆☆

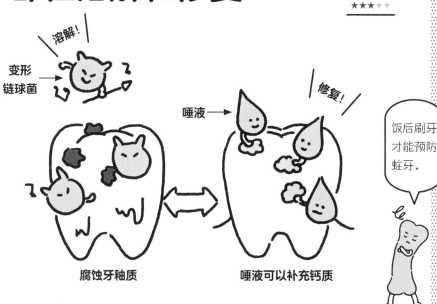

溶解！

变形
链球菌

唾液 →

修复！

饭后刷牙
才能预防
蛀牙。

腐蚀牙釉质

唾液可以补充钙质

每当我们吃完饭，引发蛀牙的变形链球菌都会迎来狂欢派对，它们尽情地享用牙齿缝隙内的食物残渣，大快朵颐，分解产生酸性物质。

这些酸性物质会腐蚀牙齿表面主要由钙形成的牙釉质，导致蛀牙。不过牙釉质溶解以后，口腔里的唾液还可以补充丧失的钙质，这个过程叫做"再矿化"，可以帮助牙齿恢复如初。每次吃完饭，牙齿都会重复"溶解和修复"的过程。

但如果你不刷牙，牙齿不断溶解，得不到充足的修复，就会形成蛀牙。所以餐后一定要赶快刷牙，缩短牙齿溶解的时间，增加修复的时间。

牙齿比铁还要硬

再坚硬的牙齿也需要细心呵护哟。

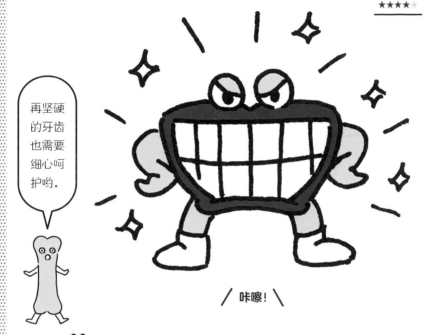

/ 咔嚓！\

你知道人体最坚硬的地方是哪里吗？答案是牙齿，尤其是牙齿表面的牙釉质。

物质的坚硬程度可以用"硬度"来表示，牙釉质的硬度为7。钻石是自然界最坚硬的物质，硬度为10，铁的硬度为4~5，而金子的硬度则是3。通过这些数字可以看出，牙釉质的硬度其实是相当惊人的。

咬东西时，牙齿承受的力量与我们的体重相当，必须足够坚硬才不会崩裂。

不过，虽说牙齿比铁还硬，你也不要真的去咬铁哟。

危急时刻的爆发力不容小觑

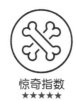
脑发出指令
分泌肾上腺素

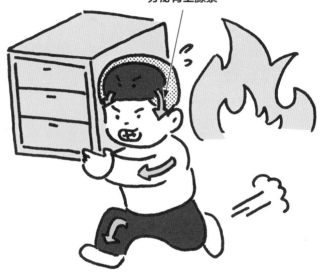

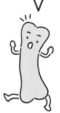

危急时刻，人会爆发出惊人的力量。

在火灾等性命攸关的紧急场合，看上去柔弱无力的女士竟然也能搬起重重的柜子健步如飞，这就是危急时刻的爆发力。实际上，每个人都可能爆发出这种力量。

平时，肌肉并不会百分百地发挥出力量，脑会在潜意识中抑制它们。因为如果总是全力以赴，肌肉的负担会很重，早就累得筋疲力尽了。

不过，危急时刻就另当别论了。脑会解除安全装置，肾上腺分泌大量肾上腺素并释放到血液中。这时，肌肉就会进入兴奋状态，发挥出超常的力量。

人体最强壮的肌肉在脸上

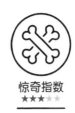

惊奇指数
★★★☆☆

人体里有三种肌肉。一种是连接骨骼、实现各种动作的骨骼肌；一种是血管和内脏里的平滑肌；还有一种是控制心脏收缩或舒张的心肌。

你知道哪种肌肉的力量最大吗？

可能有人会认为"背阔肌看起来好像很强壮"，也有人会觉得"应该是大腿上的股四头肌"。没错，这两种肌肉的力量都很大，但力量最大的肌肉不在背部和四肢上，而是在脸上，它就是咀嚼肌。

咀嚼肌包括太阳穴附近的颞肌、执行咬合动作的咬肌，以及下颌附近的翼内肌和翼外肌。

当我们咬东西时，这些肌肉释放的力量与我们的体重不相上下，体重60千克的人能使出60千克的力量。咀嚼肌还能把棉花糖等柔软的东西完整地含在嘴里，所以它不但强壮有力，还能做出很多精细动作。

仔细咀嚼食物有助于刺激脑，收紧脸部肌肉，有很多好处。大家吃东西时可以有意识地慢慢咀嚼，锻炼咀嚼肌。

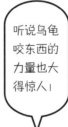

听说乌龟咬东西的力量也大得惊人！

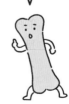

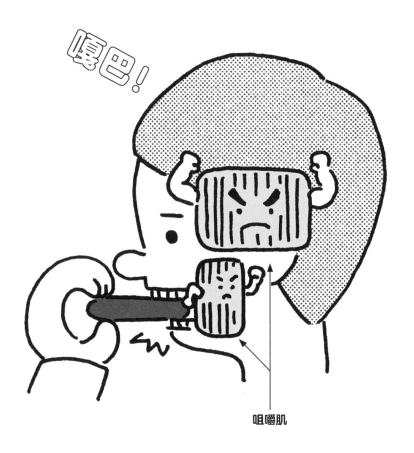

咀嚼肌

鳄鱼的咬合力超过2000千克

　　很多动物的咬合力远远超过人类。比如北极熊的咬合力达800千克，河马能达1000千克。最厉害的是尼罗鳄，它的咬合力竟然能达2000~2300千克。不过，它张嘴的力量却很弱，人用手就能按住。

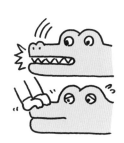

不断刷新的世界纪录

100米赛跑：9秒58（2009年）

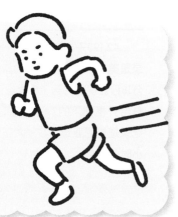

　　男子100米的第一个正式的世界纪录是1912年美国人利平科特跑出的10秒6。将近100年之后的2009年，来自牙买加的博尔特创造了9秒58的纪录。女子100米的世界纪录是1988年美国人乔伊娜创下的10秒49。

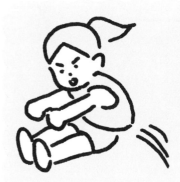

跳远：8.95米（1991年）

　　1935年，美国人欧文斯第一次突破了8米大关。现在的男子跳远世界纪录是美国人鲍威尔在1991年创下的8.95米。女子跳远世界纪录是苏联运动员奇斯佳科娃在1988年创下的7.52米。

撑杆跳高：6.21米（2022年）

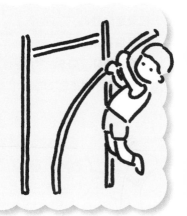

　　在使用木制竿的时代，撑杆跳高的最佳成绩为3.5米左右。使用玻璃纤维杆以后，现在的男子世界纪录是2022年瑞典选手杜普兰蒂斯创下的6.21米。女子撑杆跳高的世界纪录是2009年俄罗斯运动员伊辛巴耶娃创下的5.06米。

马拉松：
2小时1分39秒（2018年）

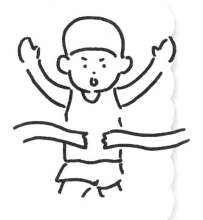

42.195千米全程马拉松的第一个世界纪录是美国人海耶斯于1908年创下的2小时55分18秒。现在的男子世界纪录是肯尼亚选手基普乔格创下的2小时1分39秒。女子世界纪录是肯尼亚选手科斯盖于2019年创下的2小时4分04秒。

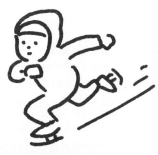

500米速度滑冰：
33秒61（2019年）

1891年，500米速度滑冰世界纪录是50秒8。现在的男子世界纪录是俄罗斯选手库里日尼科夫创下的33秒61，女子世界纪录是2013年韩国人李相花创下的36秒36。

100米自由泳：
46秒86（2022年）

100多年以前，100米自由泳的世界纪录从来没有短于1分钟，但如今这个纪录已经被多次刷新，2022年罗马尼亚选手波波维奇游出了46秒86的成绩。女子世界纪录是瑞士人舍斯特伦于2017年创下的51秒71。

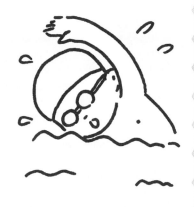

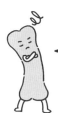

你也可以在学习上不断刷新自己的纪录。

你是左脑人
还是右脑人？

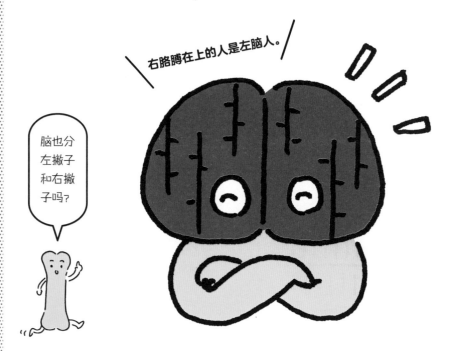

右胳膊在上的人是左脑人。

脑也分左撇子和右撇子吗？

你是左脑人还是右脑人？左脑和右脑的功能基本相同，但负责的领域有一些不同之处。左脑擅长读写和计算等逻辑思维，右脑擅长绘画、音乐等艺术思维。

每个人都会无意识地倚重左脑或右脑，就像有人习惯用左手，有人习惯用右手一样。据说双手交叉放在胸前时，右胳膊在上的是擅长逻辑思维的左脑人，左胳膊在上的是擅长艺术思维的右脑人。你也快来测测吧！

脑的褶皱摊开
有一张报纸那么大

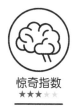

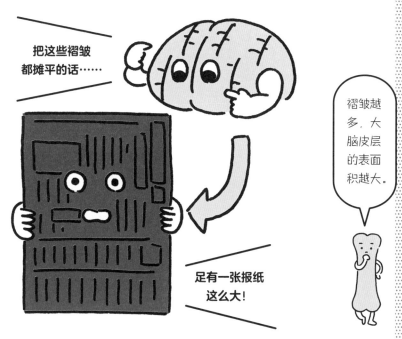

把这些褶皱
都摊平的话……

褶皱越多，大脑皮层的表面积越大。

足有一张报纸
这么大！

大脑皮层覆盖在脑的表面，负责调节躯体的运动和思维。人类的大脑皮层非常发达，思考和语言交流都是通过它来实现的。

大脑皮层有很多褶皱，因为脑部容积有限，这样才能实现表面积最大化，容纳约140亿个神经细胞来管理行动和思考。

那么，大脑皮层的面积到底有多大呢？如果把所有褶皱都摊开铺平的话，大概有一张报纸那么大，不过脑能处理的信息量可远远不是一张报纸能比得了的。

脑里有种细胞可以吃掉死去的神经细胞

惊奇指数
★★★★☆

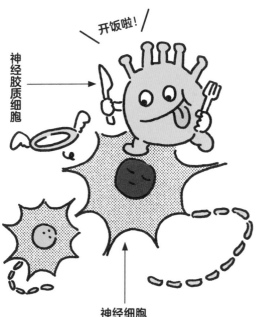

开饭啦！

神经胶质细胞

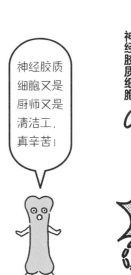

神经胶质细胞又是厨师又是清洁工，真辛苦！

神经细胞

人的脑里有多达成百上千亿个神经细胞，它们负责传递身体接收到的所有信息。神经细胞之间通过神经纤维彼此连接，形成复杂的网络，感知各种刺激，并把信息传递出去。神经胶质细胞负责辅助神经细胞的活动，这是一种特殊的细胞，数量多达神经细胞的10倍以上。

神经胶质细胞为神经细胞提供营养，还肩负着清洁工的职责，可以清除神经细胞交换信息时产生的神经递质，也能吞噬死掉的神经细胞，保持脑的清洁。

你的脑里
有各种动物的脑!

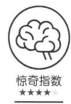

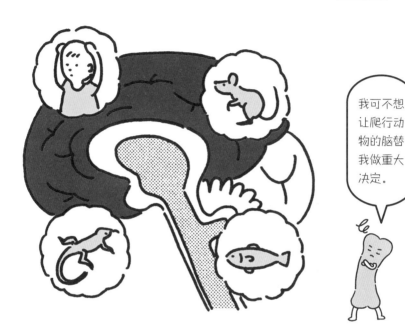

我可不想让爬行动物的脑替我做重大决定。

距今约38亿年前,生命在大海里诞生。其中有一部分进化成脊椎动物,接下来依次出现了鱼类、两栖动物、爬行动物和哺乳动物。

人类属于哺乳动物,生物进化的痕迹也留在了我们的脑里。人类的脑中保留了动物的脑,并在此基础上形成了新的脑。

例如,连接脑和脊髓的延髓来自鱼类的脑,脑深层的旧皮质来自爬行动物的脑,而包裹在最外侧的大脑皮层则是哺乳动物的脑。也就是说,人类的脑是在其他生物的脑的基础上形成的。

人类可能有过三只眼

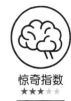

惊奇指数
★★★☆☆

有些生物长着很多只眼睛，比如蜘蛛就有八只眼，不过脊椎动物一般都是左右脸上各有一只眼睛。

据说，人类曾经有过第三只眼，但它在进化过程中消失了。

第三只眼是指脑里一个叫做松果体的部位。胎儿在妈妈肚子里发育到第四周时会长出三个可以感受光线的器官，其中两个会发育成眼睛，中间还有一个被包在脑的内部，就成了松果体。

松果体是人体生物钟的调控中心，白天，它会释放一种叫做血清素的化学物质，到了晚上，它又会将血清素转化为有助于睡眠的褪黑素。

松果体虽然不再作为眼睛发挥作用，但似乎仍旧保留着感受光线的功能。

如果被三只眼睛盯着，我会很害羞的。

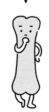

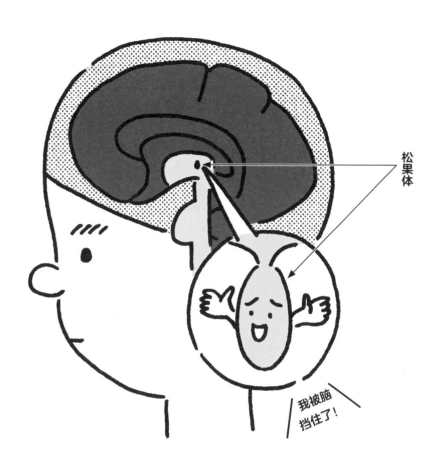

松果体

我被脑挡住了！

鬣蜥的第三只眼——颅顶眼

　　有些脊椎动物的头上还保留着松果体，比如鬣蜥、蜥蜴等爬行动物。这只眼睛位于头顶正中央，所以叫做颅顶眼，不过它并不能像眼睛一样看东西，而是用来感受光线的。

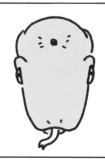

人类会爬树以后才学会了辨认颜色

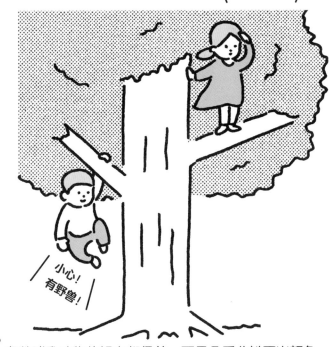

那边有果子!

不知道现在去爬树还能不能改善视力呢……

小心!有野兽!

大多数哺乳动物的视力都很差,而且几乎分辨不出颜色。例如,狗的视力为0.2~0.3,如果人的视力差到这个水平的话就需要戴眼镜了。狗只能分辨颜色的深浅,但狗的动态视力和嗅觉都非常出色。

马的视野范围可以达到350度,如果有狮子等天敌靠近,马立刻就能察觉。可见,动物并非一定要有很好的视力和分辨颜色的能力才能存活。

人类和猴子等灵长类动物视力好,能分辨颜色,这是因为人类的祖先生活在树上,爬到树上可以躲避敌人的攻击,还能看到

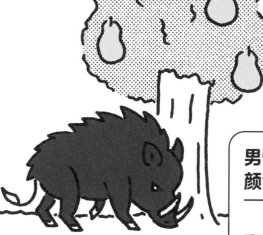

男性和女性看到的颜色是不一样的！

有研究发现，男性和女性看到的东西不一样。男性比女性更擅长看远处的东西和运动中的物体。女性比男性更擅长辨别细微的色差。之所以有这样的差别，是因为在远古时代，男性负责狩猎，而女性则负责采集果实等。

很远的地方。此外，能分辨出颜色，就能看清树上红色或黄色的果实。因此，随着脑的进化，人类的视力和辨别颜色的能力都提高了。

猴子能通过辨认颜色来发现远处的敌人，并发出叫喊，其他食草动物听到后也能及时逃散，这也算是一种合作吧。

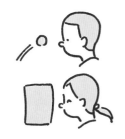

蓝色街灯
可以减少犯罪

惊奇指数
★★★★★

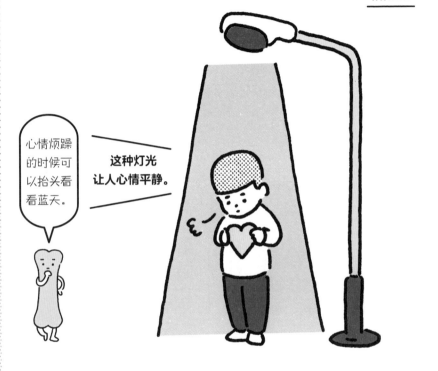

心情烦躁的时候可以抬头看看蓝天。

这种灯光让人心情平静。

最近，日本很多地方开始使用蓝色街灯。这种泛着蓝光的街灯看上去冷冰冰的，却能起到令人放松，减少犯罪的作用。

英国最先采用了蓝色街灯，原本是为了美化城市景观，结果发现犯罪变少了，这可能是蓝色产生的效果。因为蓝色能促进血清素分泌，血清素会让人心情平静。人们看到蓝色的大海或者蓝天时，会感到心情舒畅，也是同样的道理。相反，红色则会刺激交感神经，使人兴奋。可见颜色会对身体产生很大的影响。

倒着走可以
提高短期记忆力

惊奇指数
★★★★☆

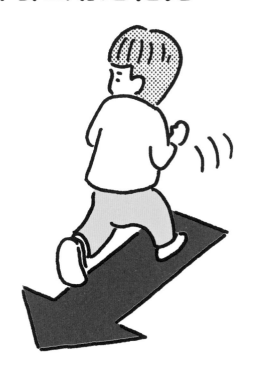

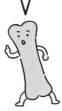

那我下次考试前就一边倒着走一边复习吧！

记住马上要打的电话号码或要点的菜名等，都属于短期记忆。有人发现了一种能提高短期记忆的方法，那就是一边背诵一边倒着走！

英国罗汉普顿大学做过一项实验，给114个人展示一段录像后，分别要求一部分人往前走，一部分人倒着走，一部分人站在原地不动，接下来问他们一些与录像有关的问题，结果发现倒着走的人的回答正确率比其他人都要高。

超级棒的学习方法，马上试试吧！

出声朗读

看教科书或参考书时，除了眼睛看，还可以试着读出声来。通过耳朵获取的信息能同时刺激脑，更容易记住。出声朗读还能让自己关注正在背诵的内容。

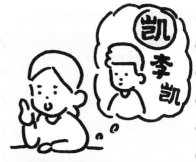

联想记忆

需要背东西时，可以试试联想的方法。比如要记住某个字，除了用手写，还可以联想一下名字里包含这个字的朋友，或者把字画成图画来加强记忆。

尽快复习

即使是已经记住的东西，过一段时间后印象也会变淡。脑每个月都会清理和巩固各种记忆，所以在一个月之内复习效果会更好。

保持桌面整洁

桌面保持整洁，更能集中注意力。千万别把漫画或者游戏机等放在视线范围内，以免在学习的时候分心。

动手写一写

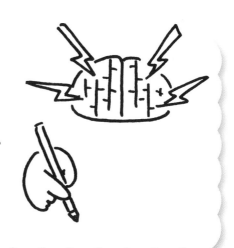

虽然如今的电脑或者平板里有很多学习软件，但研究显示，亲自动手记笔记对学习更有帮助。手部的动作可以刺激脑，所以背诵时也可以多动笔写一写，一遍记不住就多写几遍，很快就能背下来了。

充足的睡眠
至关重要

过度学习会导致脑陷入疲劳，很难记住所学的内容，努力也就白费了。这个时候不如先去好好睡上一觉，在此期间，脑就会帮助我们整理好记忆。没错，睡觉也是一种重要的学习方法哟！

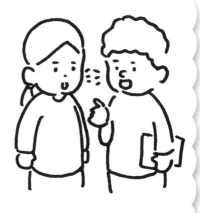

讲给朋友听

把学过的内容讲给朋友听，有助于我们确认自己是不是真的学会了。讲解的过程也相当于复习，还能够通过声音强化记忆。脑会优先记住令人开心的事情，所以在愉快的氛围中讲给朋友听，效果会更好。

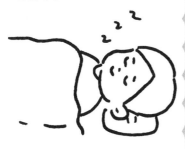

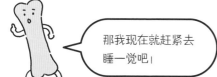

那我现在就赶紧去睡一觉吧！

鼻腔里
有座音乐厅

惊奇指数
★★★☆☆

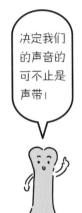

决定我们的声音的可不止是声带!

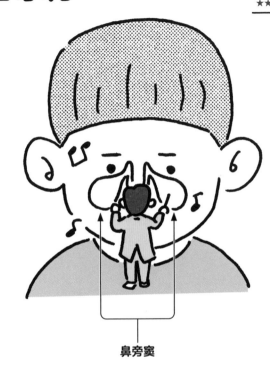

鼻旁窦

声音是喉咙里的声带振动形成的，不过这个声响还不是真正的声音。

从鼻骨到眼睛上方的位置有几个空腔，叫做鼻旁窦，人要发出清晰响亮的声音，离不开它的作用。声响要在鼻旁窦里产生共鸣，才能形成清晰的声音。鼻旁窦就像一座音乐厅，声音在这里产生丰富的音色，再从口腔传出来。

嘴和舌头的不同动作使声音形成语言，如果把鼻旁窦比作音乐厅，那么嘴和舌头就是这场音乐会的指挥。

女生也会变声

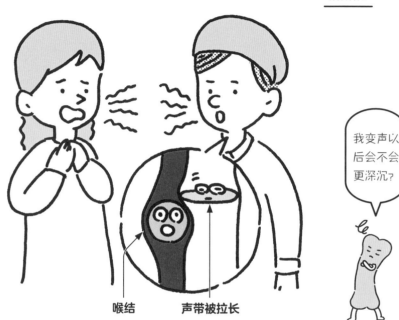

我变声以后会不会更深沉?

喉结　　　声带被拉长

男生会在小学高年级到18岁之间变声，稚嫩的童音突然变得十分低沉。

这是身体在性激素的作用下发育为成人的变化之一。这个时期，男生的喉结变大，开始向外突起，声带被拉长，因此当男生说话时，声带振动时间变长，声音就变低沉了。

女生发育成熟后，嗓音仍然比较高，所以人们一般认为只有男生才会变声，其实女生喉咙也会发生同样的变化。只是女生的喉结不会像男生一样迅速变大，再加上女生的声带比较短，所以声音只会略微低沉一点。

指甲透露的健康信号

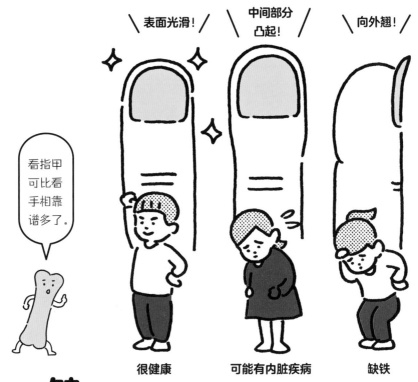

表面光滑！ 中间部分凸起！ 向外翘！

看指甲可比看手相靠谱多了。

很健康　　　　可能有内脏疾病　　　　缺铁

健康状态的好坏会体现在身体的很多部位。比如皮肤粗糙的人可能营养不良或者缺乏运动；眼睛充血的人可能睡眠不足；白眼球泛黄则可能预示着某个内脏器官有问题，等等。

指甲也能体现一个人的健康状态。健康的人指甲是粉红色的，因为身体健康，血液循环顺畅。相反，如果健康状态不佳，血液循环不畅，指甲的颜色就会发紫。

此外，指甲的光滑程度和形状也会受到身体状态的影响。健康的人指甲表面十分光滑，形状呈完美的弧形。

指甲表面出现横纹，可能是营养不良导致指甲生长不规则；

惊奇指数
★★★☆☆

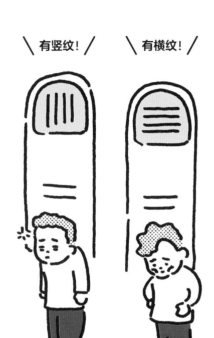

\ 有竖纹！/   \ 有横纹！/

睡眠不足、压力较大

营养不良

有竖纹则说明压力较大或者过度疲劳，缺乏睡眠；如果指甲向外翘，呈勺子状，可能是缺铁导致贫血，容易头晕；如果发现指尖鼓胀，指甲凸起，一定要高度重视，因为这可能表示肺、心脏或者肝脏出了问题。

有人说指甲根部的白色月牙大则说明身体很健康，但其实这个部位的大小因人而异，这种说法并不准确。

用得多的手指，指甲就长得快

并非所有指甲都是按照同样速度生长的。越常用的手指血液循环越好，指甲也就长得越快。因此，按照指甲生长速度由快到慢排序的话，一般是食指、中指、无名指、大拇指和小拇指。此外，惯用右手的人，右手指甲长得快，左撇子则是左手指甲长得快。手指甲的生长速度要快于脚趾甲。

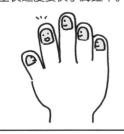

双胞胎
不一定长得像

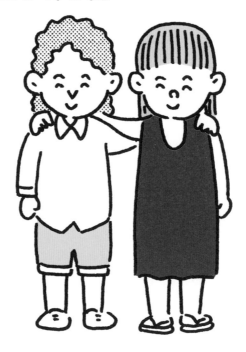

双胞胎是指在妈妈肚子里一起发育、一起出生的两个孩子。你的朋友里有双胞胎吗？

人们说起双胞胎，总是觉得他们肯定长得一模一样，但其实并不一定。孩子的成长始于母亲的卵子和父亲的精子结合（即受精），再由受精卵发育长大。偶尔会出现一个受精卵一分为二、两个胚胎各自生长的情况，这样的双胞胎叫做同卵双胞胎。他们拥有相同的基因，性别相同，两个孩子的长相会非常相似。

还有一些特殊情况，母亲会同时排出两个卵子，分别受精，

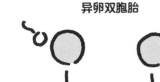

异卵双胞胎

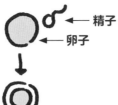

精子
卵子

两个卵子
分别受精

惊奇指数
★★★★★

同卵双胞胎

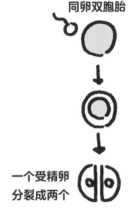

一个受精卵
分裂成两个

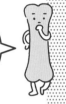

双胞胎比个头，
大小差不多！

这种双胞胎叫做异卵双胞胎。异卵双胞胎的性别可能不同，长相也不会完全一样。

异卵双胞胎比同卵双胞胎多，约有三分之二的双胞胎属于异卵双胞胎。此外，从古至今，新生儿中出现同卵双胞胎的概率都是千分之四左右。

很多同卵双胞胎长得也不像

即使是同卵双胞胎，指纹和虹膜（指黑眼球中瞳孔周围的部分）的形状也是不一样的。约四分之一的同卵双胞胎彼此互为镜像，他们的惯用手和头发旋儿的位置都是相反的。

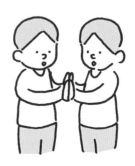

人可以察觉到气息

惊奇指数
★★★★☆

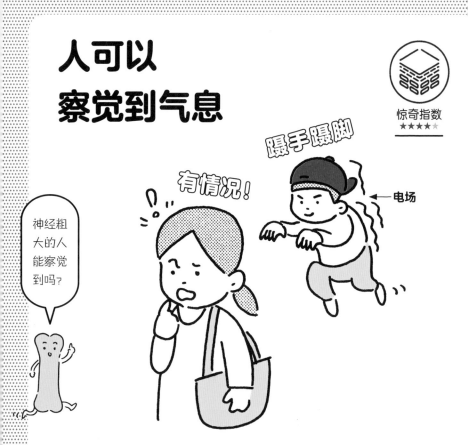

蹑手蹑脚

有情况！

电场

神经粗大的人能察觉到吗？

也许你也有过类似的经历：有人从背后悄悄靠近时，你能敏锐地察觉到，这是因为你感觉到了人体发出的电流。

人体中存在着非常微弱的电流，它能活动肌肉，传递脑发给身体的指令，还有一些微弱的电流会渗透到体外。身体的动作变化会导致周围的电流时强时弱，这就是人们所说的"气息"。

耳朵深处有一种毛细胞，它能感受到人体因为电流的变化形成的气息。毛细胞负责把外界的声音转变成电信号，所以也能敏锐地感知外界电流的变化。此外，皮肤表面长着很多细小的汗毛，它们对弱电流的刺激非常敏感，也有助于察觉周围的气息。

从未去过的地方却觉得似曾相识

惊奇指数
★★★★★

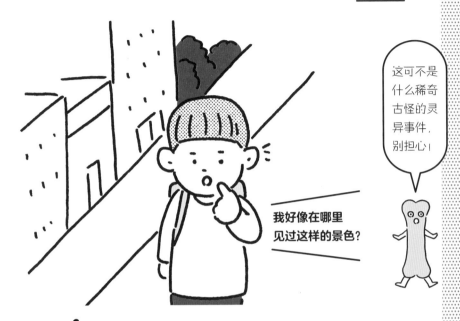

这可不是什么稀奇古怪的灵异事件，别担心！

我好像在哪里见过这样的景色？

有时我们明明是第一次到某个地方，却总觉得之前来过，这叫做既视感。既视感的成因还不明确，可能与脑有关。

如果第一次看到的景色和以前看到的某些景色很像，当时的记忆浮现出来，我们就会有似曾相识的感觉，然而脑知道我们是初次到访，于是就导致了既视感。

也有观点认为当人看东西时，一只眼睛会先于另一只眼睛看到，这个时间差会使脑产生错觉，形成既视感。还有一种观点则比较奇怪，认为既视感是人们记起了前世见过的景色。你觉得哪种说法有道理呢？

血型
可能会改变

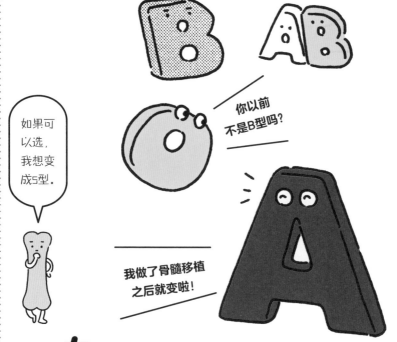

如果可以选，我想变成5型。

你以前不是B型吗？

我做了骨髓移植之后就变啦！

血型分为A型、B型、O型和AB型。血型是依据红细胞表面的抗原划分的，正常情况下，一生都不会变。

不过，如果病人为了治疗白血病进行了骨髓移植，血型就有可能发生变化。白血病是血液中负责抵御病原体的白细胞异常增多导致的疾病，因为白细胞是在骨髓中产生的，所以有一种治疗方法就是移植健康人的骨髓。

血型不同的人之间也可以移植骨髓。A型血的人如果移植了B型血的人的骨髓，血型就有可能会变成B型。

肠道
也能造血

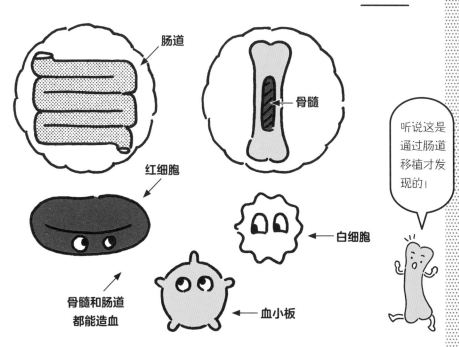

肠道

骨髓

红细胞

白细胞

血小板

骨髓和肠道
都能造血

听说这是
通过肠道
移植才发
现的！

血液中的血细胞包含负责运输氧气和二氧化碳的红细胞、抵御病原体的白细胞以及当血管受伤时修复伤口的血小板等。

一直以来，人们都认为只有位于骨头中心的骨髓才能生成血细胞，但美国哥伦比亚大学于2018年开展的一项研究发现，肠道也能造血。这个发现源于一个面向21名接受肠道移植的患者进行的调查，人们发现移植后的肠道中产生了白细胞。

很多研究会颠覆以往的常识，看来人体中还有很多需要进一步探索的问题。

你也是这样吗？试试看！
PART 2

手指不能动了

　　如右图所示，左右手相扣，用力向两边拉30秒。然后把手松开，手指继续保持扣在一起时的姿势，坚持30秒。现在把手指缓慢舒展开，有没有感觉手指变硬、想伸也伸不开了？

　　这是因为在神经解除兴奋状态之前，脑命令手指活动的指令很难传递给肌肉。

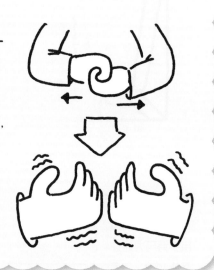

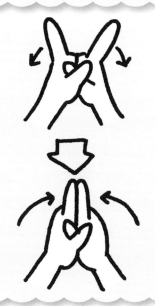

互相吸引的食指

　　伸直食指，把两只手合扣在一起，然后用力将两根食指向外伸展，尽量远离对方，然后放松，你会发现它们慢慢地又合拢到一起了。

　　这是因为指尖本来就是朝前弯的，两根食指需要花点力气才能不碰到彼此，所以只要不再用力，就又会并拢到一起了。

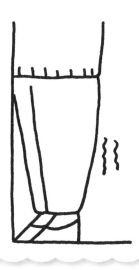

想踮脚
也踮不起来

　　面向墙壁站立，额头和脚尖紧贴着墙。这时试着踮起脚跟，你会觉得就像有人在背后推着一样，根本做不到。这是因为人要抬起脚跟，就必须把重心移到双脚之前，但现在前面有墙挡着，所以就踮不起来了。

手臂抬起来了

　　站在房门口，双臂下垂，用手背用力地推两边的门框，坚持30秒。然后向前迈一步，双臂保持原有姿势的同时放松力气，你会发现手臂不由自主地向两边抬了起来。

　　这是因为肌肉记住了脑发出的"抬起手臂"的指令。之前脑命令手臂外侧肌肉收缩、抬起手臂，但由于门框在左右两边挡着，手臂一直抬不起来。往前迈出一步之后，障碍物消失了，手臂继续执行脑的命令，就会不由自主地抬起来。

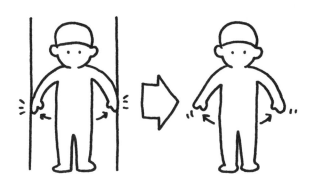

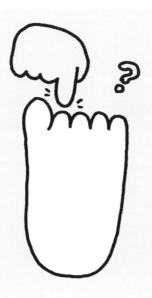

不知道摸的
是哪根脚趾

闭上眼睛，伸出手，让别人碰碰你的一根手指。怎么样，你能分辨出他碰了哪根手指吧？

这次再用同样的方法，让他碰碰你的脚趾。你还能说出他碰的是哪根脚趾吗？脚趾不像手指那么敏感，尤其是中间的三根感觉比较迟钝，很难分辨出别人碰了哪一根。

自己给自己挠痒痒，
一点都不痒

有的人特别怕痒，别人稍稍挠一下就痒得不行，但自己给自己挠痒痒却没有感觉。不信的话，你可以试着挠挠自己的胳肢窝或脚心。

被别人挠时会感到很痒，是因为受到了意料之外的刺激。而自己给自己挠时，脑已经提前知道自己会用多大力气挠什么地方，所以就不会觉得痒了。

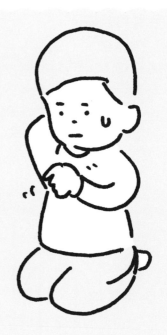

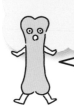

自己给自己挠痒痒，真是太无聊了。

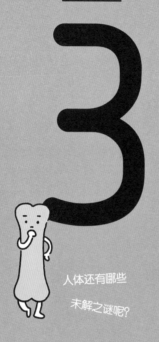

人体还有哪些

未解之谜呢？

第3章

神秘的人体

为什么每个人的头发旋儿都不一样？

在头顶后方稍微往下一点的地方，头发会形成旋涡的形状，这就是头发旋儿，这里的头发是斜着长出来的。

胎儿在母亲体内时，从头到臀部都长着毛发，这时毛发是垂直从皮肤里长出来的，但随着胎儿的成长，皮肤越来越舒展，有些地方的毛发就会斜着生长，往不同方向生长的毛发聚在一起就形成了旋儿。

其实我们身上也有旋儿，只是头部之外的地方都不太明显，有些人胸口或腹部的毛发特别浓密，在这些地方也能看到旋儿。

以上是头发旋儿的形成过程，但头发旋儿的具体功能如今仍是个谜。

有的头发旋儿是顺时针方向的，有的则是逆时针方向的。90%以上的人只有一个头发旋儿，7%左右的人有两个，剩余3%左右的人长着更多的头发旋儿。为何头发旋儿的个数不同？原因尚不清楚。

数一数，你有几个旋儿？

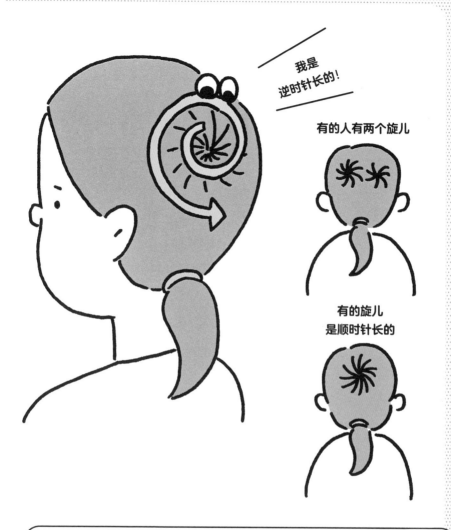

我是逆时针长的!

有的人有两个旋儿

有的旋儿是顺时针长的

头发旋儿有助于打理发型

　　虽然还不知道头发旋儿的作用,但对现代人来说,没有头发旋儿万万不行,因为我们要打理发型。头发生长方向不同形成了头发旋儿,也决定了一个人的发型。如果没有头发旋儿,我们很难把头发梳理成型。

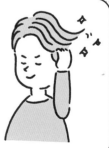

人为什么会长头发?

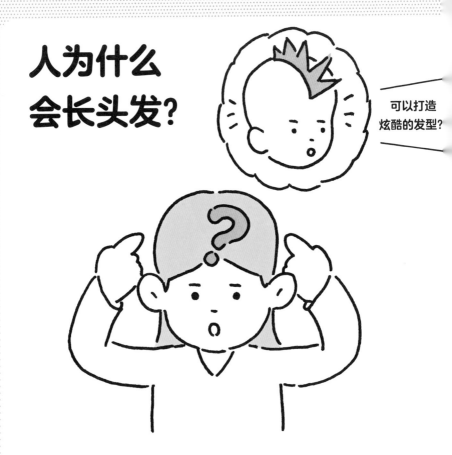

可以打造炫酷的发型?

猴科动物一般全身都长着毛,然而人类却只有头发,身体其他部位几乎都是光溜溜的。

人类的祖先原本也是全身上下长满毛,但在进化过程中,其他部位的毛都消失了,只有头发保留了下来。这是为什么呢? 答案现在还没有找到。

关于这个问题,有几种观点。一种认为长头发是为了保护头部,因为控制全身的脑就在头部。头发可以保护头部免受严寒酷暑的侵袭,还能防止有害的紫外线直射头皮。此外,当头部受到外界撞击时,头发能起到缓冲的作用,减轻伤害。

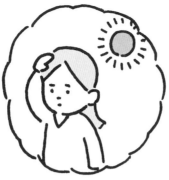

可以帮头部抵御
严寒和酷暑！

神秘指数
★ ★ ★ ★ ★

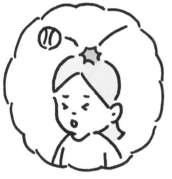

可以起
缓冲作用?!

没有毛发的话，我的
体重应该会轻点吧？

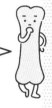

头发是人类
曾经生活在水里的
证据吗?

有一种很有趣的观点认为人类的祖先原本生活在水边或者水里。没有体毛更便于人类在水里游泳，而脑袋需要露出水面呼吸，所以最后就只有头发保留下来了。但遗憾的是，这种说法的可信度令人怀疑。

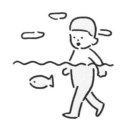

还有一种观点则认为，头发有助于人类打造独特发型来吸引异性，男性和女性也可以通过发型更明显地区分彼此。不过，这样的话，原本长满全身、又粗又长的毛发也该留下来呀，为什么只保留了头发呢？这个问题还真挺令人费解的。

人的耳朵
为什么不能
想动就动？

神秘指数
★★★★★

观察猫咪可以发现，哪里发出响声，它的耳朵就会转向哪里。马和牛也是如此，很多哺乳类动物都能随意转动耳朵。然而人类却做不到这一点，原因尚不明确。

不过，有一种观点很有道理，认为人类在进化过程中，脖子的肌肉越来越发达，随时都能把头转向声音传来的方向，所以就没有必要转动耳朵了。与其他哺乳动物相比，人类的耳朵变得很小，让耳朵动起来的肌肉也退化了。

虽然人类控制耳肌的神经不够发达，不过也有10%的人可以稍微动一动耳朵，似乎依然保存着远古时代的记忆。

据说经常有意识地把注意力集中在耳朵上，就能唤醒已经退化的神经，也许我们都能用这种方法让自己的耳朵动起来呢。

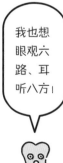

我也想眼观六路、耳听八方！

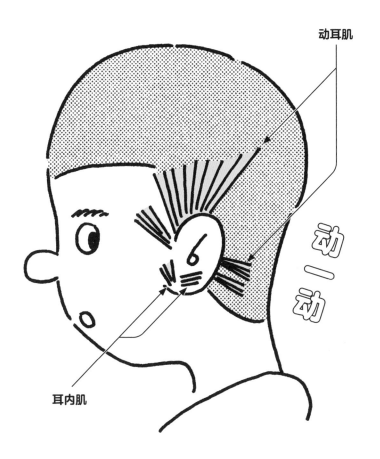

动耳肌

动一动

耳内肌

耳朵会随着年龄变得越来越长

耳朵上没有肌肉和脂肪，基本都是皮肤和软骨，所以非常柔软。年轻人的耳朵富有弹性，几乎不会变形，但随着年岁增长，在地球引力的长期作用下，耳朵会变得越来越长。

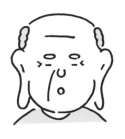

人为什么没有尾巴?

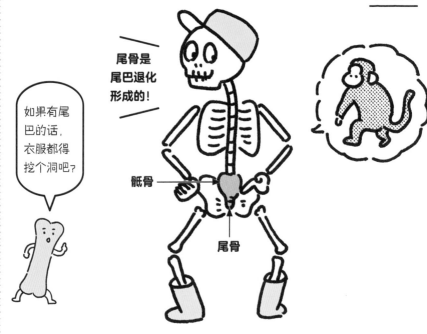

尾骨是尾巴退化形成的!

如果有尾巴的话，衣服都得挖个洞吧?

骶骨

尾骨

人 类过去是有尾巴的，脊柱最下端的尾骨就是尾巴退化形成的，不过人类的尾巴为什么会消失尚是一个未解之谜。

尾巴的作用很多，能维持身体平衡、改变方向，还能将身体倒挂在树枝上。有一种观点认为当人类用两只脚直立行走后，尾巴就失去了作用，于是逐渐退化消失了。不过，大猩猩不能完全直立行走，也没有尾巴。还有一种观点认为人类坐得太直了，导致尾巴退化乃至消失。但是长尾猴的坐姿跟人一样，它的尾巴却没有消失。看来，人类尾巴消失也许另有其他的原因。

为什么30岁的人也会得四十肩、五十肩？

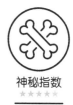

神秘指数
★★★★★

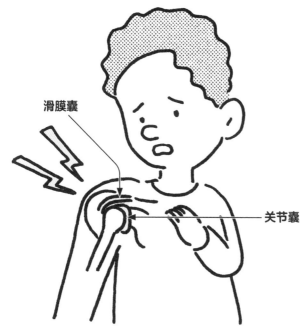

滑膜囊

关节囊

四十肩有多痛，十岁的小孩可想象不出来。

小朋友们现在可能还体会不到，上了年纪的人有时会在转动胳膊时突然感到肩膀刺痛，每动一下都疼得要命，这种情况会持续数日，之后逐渐变成隐隐的钝痛，导致肩膀活动受限。而且肩膀越不活动越僵硬，疼痛也会越持久。

这种疾病常见于40~50岁的人，所以被叫做四十肩或者五十肩，实际上20~70岁的人都有可能得这种病，它的正式名字叫肩周炎，肩关节的骨骼、软骨和韧带等老化会引发炎症，产生疼痛，不过人们还没有查明具体的发病原因。

人放松时会出现特定的脑电波？

神秘指数
★★★★★

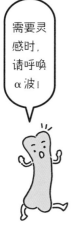

需要灵感时，请呼唤α波！

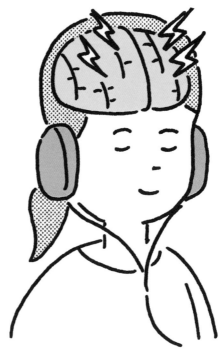

身体将接收到的刺激传给脑，或者脑向身体发出指令，都需要通过脑里的弱电流来交换信息。

电流在脑里形成的电波叫做脑电波，会随着人们的心情或者身体状态的不同而产生变化。

脑电波有几种不同类型，人在心情愉悦、身体放松时出现的脑电波叫做α波，常在人们听到古典音乐、鸟鸣、海浪声等悦耳的声音时出现。除了这些声音，舒服地泡个热水澡或者在空气清新的森林里散步时，也很容易产生α波。

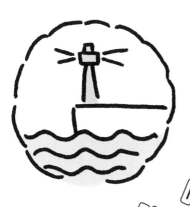

释放 α 波

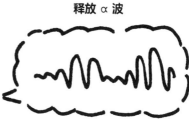

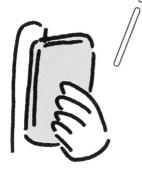

α 波可以使人们的注意力更集中、血流更顺畅，还能缓解压力，改善睡眠，有很多好处。不过，人们还不知道为什么在放松状态下脑会产生 α 波。

脑里会出现各种各样的脑电波

脑电波共有5种，除了 α 波（alpha）以外，还有深睡眠时出现的 δ 波（delta），浅睡眠时出现的 θ 波（theta），感到紧张焦虑时出现的 β 波（beta）和极度焦虑或兴奋时出现的 γ（gamma）波。它们和 α 波一样，都是当身体处于某种特定状态下出现的脑电波。

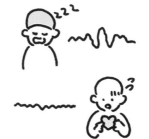

人为什么会产生错觉？

神秘指数
★★★★★

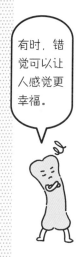

有时，错觉可以让人感觉更幸福。

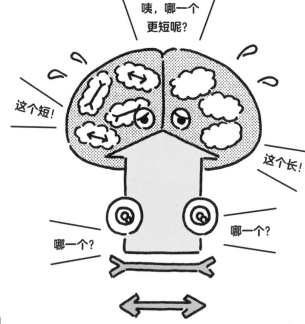

视觉方面的错觉是指眼睛看到某个东西后产生与实际不相符的感觉。身体把接收到的各种信息传递给脑进行处理，脑除了眼前的事物，还会参考过去的记忆及经验迅速做出预测，对信息进行加工和整理。

当信息不够充分时，脑并不会一条一条地仔细梳理，而是会根据过去的记忆或经验随意修补。

这会导致脑不能正确处理信息，产生错觉。也就是说，错觉是脑犯的错误，或者可以说是一种判断失误。关于产生错觉的原因还有很多种说法，目前人们还在研究。

快来体验各种错觉！

你能看到
正方形和三角形吗？

你能从下面两幅图中看到正方形和三角形吗？

这些图形并不存在，是大脑解析出来的错觉，这种现象是意大利心理学家卡尼萨发现的，所以被命名为"卡尼萨图形"。

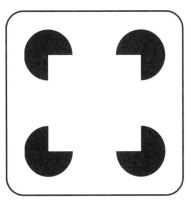
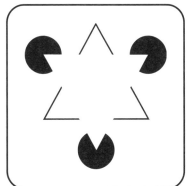

你看到
灰色的点了吗？

右图中有很多排列整齐的黑色正方形，仔细盯着这张图，你会觉得每个白线的相交点都浮现出了一个灰色的圆点。这是黑色和白色的色差导致的一种错觉，它以发现者赫尔曼的名字命名，叫做"赫尔曼栅格错觉"。

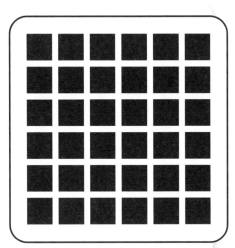

直线变弯了

下面这幅图由两条彼此平行的直线和多条呈放射状交叉在一起的斜线组成。看着斜线的交叉点附近，会觉得上下两条直线的中间部分好像变弯了。这个现象是心理学家黑林发现的，因此叫做"黑林错觉"。

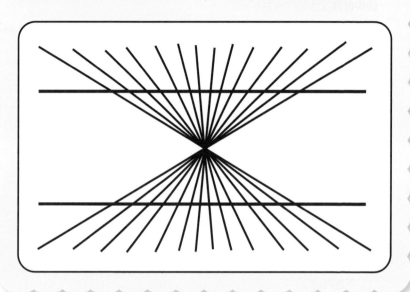

倾斜的直线

右边这张图以德国天体物理学家佐尔拉命名，叫做"佐尔拉错觉"。图中的每一条直线都和多条斜线相交，原本彼此平行的直线看起来好像是倾斜的。

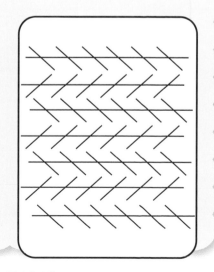

你看到了什么？

　　右面这幅画是一个黑色的杯子。但是看着看着，画面中好像又出现了两张相对的白色人脸。

　　该现象是由心理学家鲁宾发现的，因此被称作"鲁宾杯"。

换个角度，
看到不一样的图像

　　最后为大家介绍一种可以从不同的角度看到不同图像的视觉错觉。

　　下面两幅图中，左边这幅看起来既像一只嘴朝向左边的鸭子，又像一只嘴朝向右边的兔子。

　　再看右边这幅图，有人能看到一个老奶奶的侧脸，也有人能看到一个向右后方侧头的年轻女性。你看到的是哪种呢？

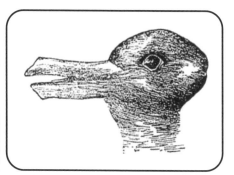

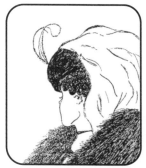

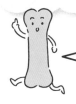

每次看到自己的分数，我都觉得是产生了错觉。

为什么30%的人 一喝咖啡 就想大便?

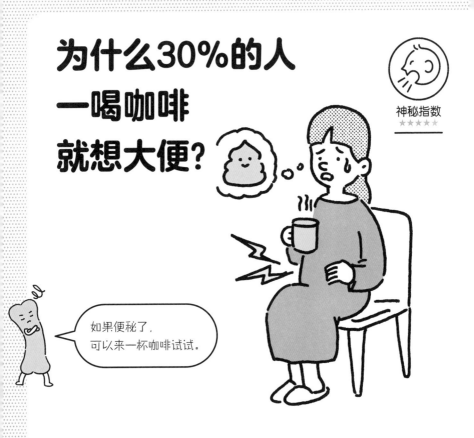

如果便秘了,
可以来一杯咖啡试试。

据说30%的人喝完咖啡后,最快4分钟就会想大便,而且女性遇到这种情况的概率,要比男性高出一倍,这到底是什么原因呢?曾经有人怀疑这是咖啡因导致的,后来发现并非如此。

有的人一喝咖啡就想大便,是因为他们喝咖啡时会分泌一种刺激肛门部位的化学物质。此外,也有观点认为喝咖啡会促进小肠和大肠收缩,加速粪便在肠道里的移动,让人想马上排便。

咖啡和大便之间的关系还有很多未解之谜,比如有研究称咖啡会破坏肠道菌群,也有研究指出咖啡能降低患结肠癌的风险,也许今后还会有更多发现。

为什么人体里会长结石？

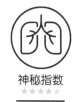

神秘指数
★★★★☆

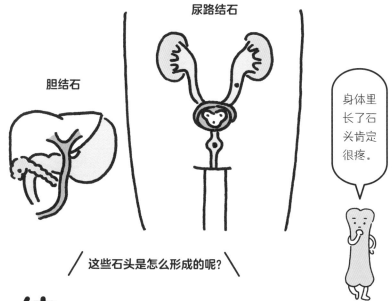

尿路结石

胆结石

身体里长了石头肯定很疼。

/ 这些石头是怎么形成的呢？ \

结石病是由于身体里出现结石造成的，是成人的一种常见病，不过也有孩子患上这种病。结石会引起剧烈的疼痛。

那么，结石到底是什么呢？结石可以分成两大类，一类由肾等器官中的钙质凝结形成，从肾到输尿管、膀胱和尿道都可能形成结石，统称尿路结石。还有一类结石出现在胆囊或者胆管中，由胆汁凝结而成。

据说平时吃肉类比较多的人更容易得尿路结石，而摄取脂肪比较多的人则容易得胆结石。但结石的成因很多，至今还不完全明确。

为什么人能
在嘈杂环境中听到
自己想听的声音?

神秘指数
★★★★★

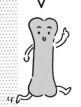

听说有人专门去嘈杂的地方锻炼专注力。

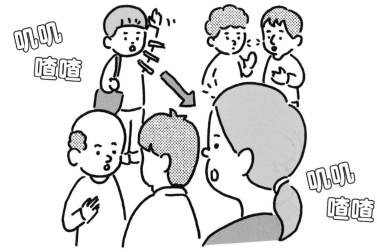

到了休息时间,教室、校园里都会立刻变得嘈杂起来,但你还是能听到朋友的声音,也能跟他们顺畅地交谈。

人可以从很多噪音中筛选出并听清楚自己想听的声音,这种现象叫做"鸡尾酒会效应"。

脑是如何筛选想听的声音的呢?其工作原理尚不清楚,不过脑会对进入耳朵的声音加以甄别,选择接收对自己有用的声音,屏蔽没用的声音。

但如果在嘈杂的场所录音,各种声音会混杂在一起,之后再听录音时就很难辨别了。

秋天食欲大增的原因好像不止一个

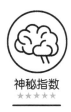

神秘指数
★★★★★

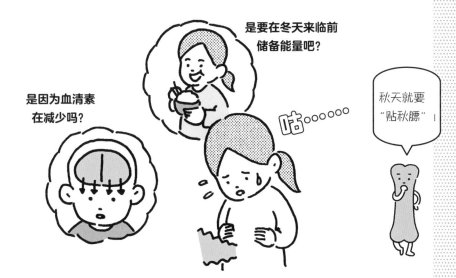

是因为血清素在减少吗？

是要在冬天来临前储备能量吧？

咕……………

秋天就要"贴秋膘"！

大家都说秋季胃口好，一到秋天就会想吃很多好吃的。

这种现象背后的原因可能不止一个，因为有好几种观点听上去都很有道理。

比如有一种观点认为，这是人类的本能，因为秋天是收获的季节，身体需要在缺少食物的冬季来临前尽可能多地储存营养，做好准备。也有人认为秋天白昼变短，让人心情愉悦的血清素随之减少，而摄取食物可以产生血清素，所以人们会食欲大增。

此外还有一些说法，比如从凉爽的秋季过渡到寒冷的冬季，人体需要吃很多食物来保持体温等。

吃完饭是该休息还是该运动？

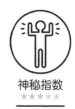

神秘指数
★★★★★

很多人吃完饭都想躺下休息一会儿，这其实很正常。食物经过口腔、食管进入胃后，胃会通过蠕动使食物与胃液混合，把它变成糊状。此时，血液会集中到胃，促进胃蠕动，所以饭后应该稍作休息，以免血液流到其他地方，影响消化。

不过，吃完饭就马上躺下休息也有问题，因为胃液会反流到贲门（即胃的入口与食管相连的地方）。贲门平时处于关闭状态，但当我们躺下休息时，肌肉放松，胃液反流会灼伤食管，有时还会引起炎症。所以，餐后可以稍作休息，但是不要躺着。

不过，也有截然相反的观点，认为饭后还是应该活动活动。当然不能做剧烈运动，但可以收拾餐桌，或者悠闲地走上十来分钟，这样有助于抑制餐后血糖上升，消耗卡路里，而且还能帮助脑放松，避免犯困或者疲倦。

真纠结，到底哪种说法对呢？

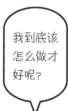

我到底该怎么做才好呢？

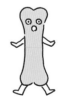

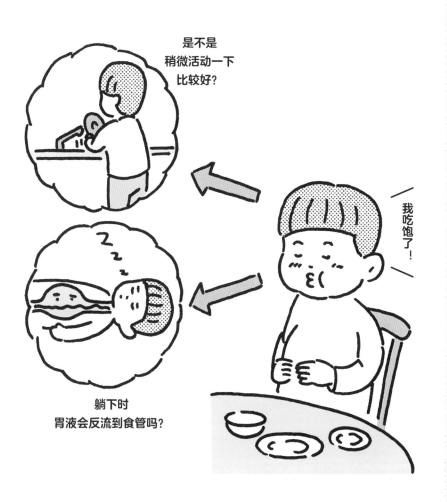

吃完就睡会发胖

晚饭吃得太晚，吃完很快就躺下睡觉的话，人很容易发胖。因为晚上10点到凌晨2点期间，一种叫做BMAL1的蛋白质在人体中会达到峰值，它会促进脂肪堆积。此外，晚饭吃得太晚还容易导致生物钟紊乱。

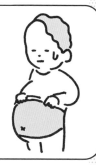

人为什么会说梦话？

神秘指数
★★★★★

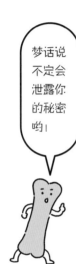

梦话说不定会泄露你的秘密哟！

蛋包饭……

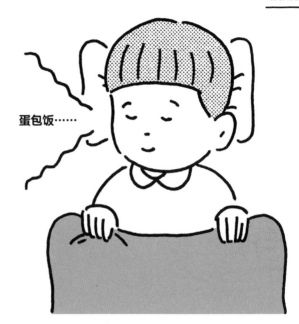

梦话是指人在睡梦中说的话，人为什么会说梦话还是一个未解之谜，现在只知道人在快速动眼睡眠和较浅的非快速动眼睡眠时更容易说梦话。

快速动眼睡眠时，脑还在工作，但身体已经休息，控制喉咙和口腔的肌肉是放松的，人在此时说的梦话一般都是含糊不清的。而非快速动眼睡眠时，脑也进入了休息状态，但在较浅阶段，肌肉可以正常活动，这时说的梦话一般都很清楚。

此外，孩子比大人更容易说梦话，男性比女性更容易说梦话。

为什么瞌睡会传染?

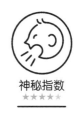

神秘指数
★★★★★

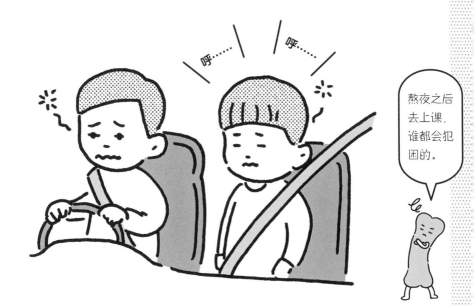

呼……

呼……

熬夜之后去上课，谁都会犯困的。

上课时看到同桌困得快睡着了，你会不会也跟着变得很困呢?

瞌睡似乎会传染，但这种现象背后的原因目前还不清楚。当老师的课讲得很无趣时，学生很容易犯困，而且还会互相影响，都开始打瞌睡。

此外，在一个安静、昏暗的房间里，如果有人在睡觉，旁边的人也可能会犯困。睡着的人呼吸频率比较慢，旁边的人不由自主地会降低呼吸频率，也会变得昏昏欲睡。

孩子的喜好
令人捉摸不透

神秘指数
★★★★☆

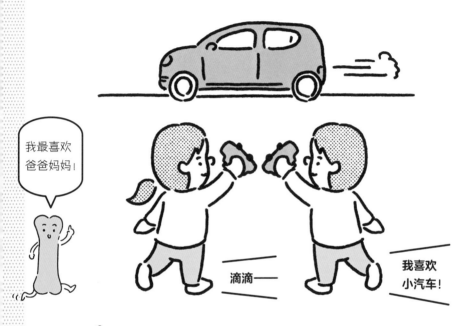

我最喜欢
爸爸妈妈！

滴滴——

我喜欢
小汽车！

大多数情况下，男孩喜欢汽车和火车，女孩喜欢洋娃娃，不过这也可能只是因为大人常给男孩买小汽车、给女孩买洋娃娃，所以他们才不知不觉地喜欢上这些玩具。

其实也有喜欢玩洋娃娃的男孩，或者喜欢玩小汽车的女孩，喜欢什么取决于每个孩子各自的性格，并不都是由性别决定的。

不过，也有一些研究发现，给比较小的男孩和女孩播放汽车和人脸的视频时，男孩对汽车更感兴趣，而女孩则对人脸更感兴趣。这可真是令人费解呀！

人为什么记不住婴儿时期的事情？

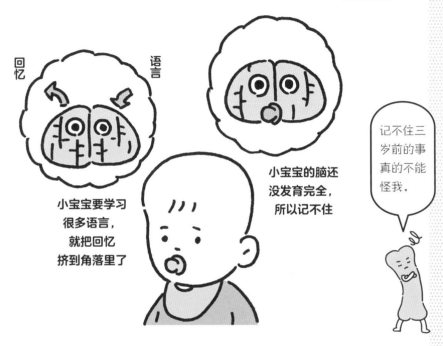

回忆

语言

小宝宝要学习很多语言，就把回忆挤到角落里了

小宝宝的脑还没发育完全，所以记不住

记不住三岁前的事真的不能怪我。

一般来说，人们不会记得自己出生时的情形，刚出生的婴儿不会有记忆，因为这时候脑还没发育完全。

五岁之前，孩子的脑一直在不断发育，不过到三四岁时，负责记忆的前额叶才能发挥作用，所以人们一般都是在这之后才开始有记忆。

此外，也有一些观点认为一到三岁是孩子快速掌握语言的时期，所以之前的记忆会被语言挤到脑的角落里，渐渐被遗忘。

想一想，你最早的记忆是几岁的呢？

为什么同样长的时间给人的感觉却不一样?

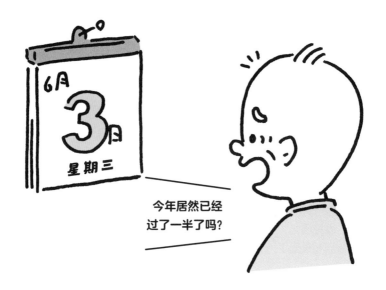

今年居然已经过了一半了吗?

大人常说"一年一晃就过了",但是对你而言,一年的时间是不是特别漫长呀? 孩子有很多机会去体验新鲜事物,接受很多新的刺激,所以孩子会觉得一天很长。而大人的生活缺少变化,一直在重复同样的事情,新鲜刺激比较少,所以会觉得时间过得很快。

其实,时间的快慢对所有人都是一样的,但大家却常会有不同的感受。比如上课时的45分钟十分难熬,而玩耍时的45分钟却是一眨眼的工夫就没了。

有人认为这种现象与注意力有关,上课时觉得无聊,注意力

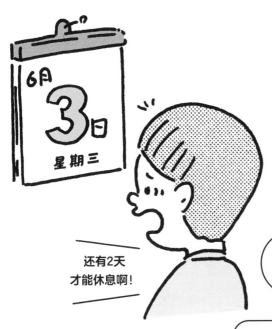

还有2天
才能休息啊！

神秘指数
★★★★★

我希望学习的时间变快点，玩耍的时间变慢点。

不集中，总想着时间，人就会觉得时间过得很慢。相反，尽情玩耍时注意力都集中在愉快的事情上，人就会感觉时间转瞬即逝。

不过，上述说法都还只是推测而已，实际上我们连脑的哪个部位负责感受时间都还没有研究清楚。

一个可以解释时间快慢不同的法则

关于大人为什么会比孩子觉得时间过得更快，法国哲学家保罗·让内指出，对50岁的人来说，一年只是人生的1/50，而对5岁的孩子来说，一年是人生的1/5。也就是说，50岁的人的10天相当于5岁孩子的1天，这叫做"让内法则"。

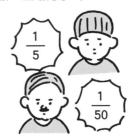

你也是这样吗？试试看！

PART 3

敲打膝盖下方，腿就会抬起来

让朋友坐在椅子上，身体放松，眼睛随意地看着上方。你轻轻敲打一下她膝盖下方的位置，她的小腿就会不由自主地突然抬起来，这是腱反射的作用。

不过，人处于紧张状态时不会产生腱反射，所以这个实验要在放松状态下做才行。

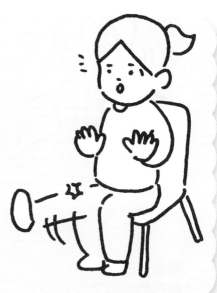

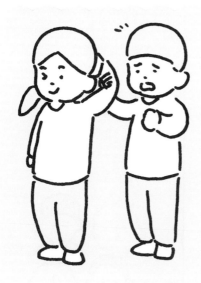

手粘在后脑勺上了

用一只手按住自己的后脑勺，让朋友往后拉你的这只胳膊。虽然你并没有用很大力气，但手却像吸在了头上一样，根本拉不开。这是因为你按着后脑勺的力量和弯曲胳膊的力量同时在发挥作用，所以朋友怎么拉也拉不开。

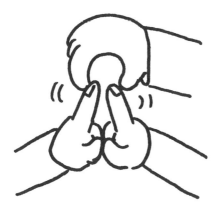

摸摸手指，
你会感觉很奇怪

把你的左手食指和朋友的左手食指抵在一起，然后用右手的食指和大拇指轻轻捏住这两个食指，摸一摸，你会有一种奇怪的感觉。

这是因为身体向脑传递了摸到两根手指的感觉，但有一根手指不是自己的，脑只接收到一根手指的感觉，所以自然就会感觉很奇怪了。

我怎么动不了
自己的手指了？

如下图所示，将左右手交叉，十指相扣，让小拇指这一侧朝上，然后在胸前翻转过来。让朋友指定拇指之外的任意一根手指，你能把这根手指抬起来吗？可能你不是抬了另一根手指，就是不知道该动哪一根手指了。

这是因为手指的前后左右都是有固定顺序的，但是在现在这个姿势下，脑的左右认知产生了混乱，就不知道该动哪根手指了。

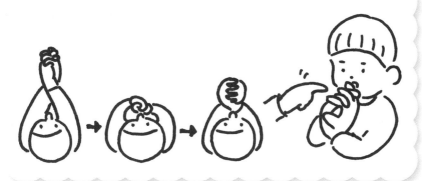

有几支铅笔碰到了手心？

让朋友闭上眼睛，摊开手掌，用两支铅笔轻轻地戳一戳他的手心，问问他有几支铅笔碰了手心。接下来，逐渐缩小两支铅笔之间的距离继续实验，

当两支铅笔相距约1厘米时，闭着眼睛的人就会感觉只有一支铅笔碰到了他。

如果两支铅笔间距超过1.5厘米，手心就能分辨出来，如果间距小于1.5厘米，它就感觉不出来了。

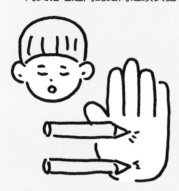
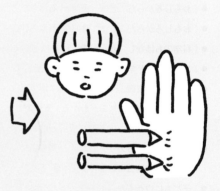

用手指把嘴角拉向两边，你还能说好"婆婆妈妈"这个词吗？

用手把嘴往左右两边拉开时，"婆婆妈妈"是不是变成了"佛佛哇哇"？

因为很多发音都需要嘴唇的参与，嘴角被向两边拉开时，带有"b""p""m"的音就发不出来了。

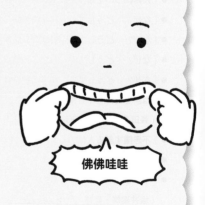

佛佛哇哇

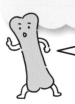

你能在拉开嘴角时说"猫咪"这个词吗？

参考文献

- 『あの医学都市伝説ってホントなの？　知れば知るほどおもしろい最新の医学知識ブック』（森田豊・文／青山出版社・刊）
- 『ウソ、ホント⁉「からだの不思議」の雑学』（雑学ものしり倶楽部・文／講談社・刊）
- 『おとなもビックリ！　からだで手品 46』（米山公啓・文／青春出版社・刊）
- 『おもしろからだことば　頭編』（石津ちひろ・文　石井聖岳・絵／草土文化・刊）
- 『おもしろからだことば　体編』（石津ちひろ・文　大島妙子・絵／草土文化・刊）
- 『科学のおはなし　からだのふしぎ』（細谷亮太・監修／ＰＨＰ研究所・刊）
- 『ニューワイド学研の図鑑　増補改訂版　人のからだ』（学研プラス・刊）
- 『からだの大常識』（丸山敬・監修／ポプラ社・刊）
- 『感覚と脳のメカニズムがわかる　五感のふしぎ絵事典　あそびをつうじて楽しく学ぶ』（竹内修二・監修／ＰＨＰ研究所・刊）
- 『子どもにウケるカラダの雑学』（青柳正樹・文／日本文芸社・刊）（《哇! 身体这么奇妙》青柳正树著 石头糖译　吉林文史出版社 2012 年）
- 『子どもにウケるからだの謎　ウソ・ホント⁉』（坪内忠太・文／新講社・刊）
- 『雑学科学読本　からだの不思議』（奈良信雄・監修／ KADOKAWA・刊）
- 『小学館の図鑑 NEO　人間　いのちの歴史』（小学館・刊）
- 『人体について知っておくべき１００のこと』（竹内薫・訳・監修／小学館・刊）
- 『なぜ？　どうして？　科学のお話２年生』（大山光晴・監修／学研プラス・刊）
- 『なぜ？　どうして？　科学のお話４年生』（大山光晴・監修／学研プラス・刊）
- 『なぜ？　どうして？　科学のお話５年生』（大山光晴・監修／学研プラス・刊）
- 『なぜ？　どうして？　科学のお話６年生』（大山光晴・監修／学研プラス・刊）
- 『ねぎを首に巻くと風邪が治るか？　知らないと損をする最新医学常識』（森田豊・文／ KADOKAWA・刊）
- 『不思議すぎる人体のしくみ図鑑』（坂井建雄・監修／宝島社・刊）
- 『ポプラディア情報館　人のからだ』（坂井建雄・監修／ポプラ社・刊）
- 『やさしくわかる　子どものための医学　人体のふしぎな話３６５』（坂井建雄・監修／ナツメ社・刊）

奈良信雄 / 编

　　1975年毕业于日本东京医科齿科大学医学部，医学博士。曾任日本东京医科齿科大学教授，2015年任日本东京医科齿科大学名誉教授、日本顺天堂大学客座教授、日本医学教育评价机构常任理事，研究领域为血液内科学、医学教育学。著有多部医学类专业著作及面向大众的健康科普图书，并多次受邀参加电视节目。审定及创作的图书包括《美丽的人体图鉴》《一本书读懂医院的检查》《基因诊断有什么作用？》《最美人体图鉴》《人体大图鉴》等。

MOTTO!! ZANNEN? HAMPANAI! KARADA NO
NAKA NO BIKKURI JITEN
Supervised by Nobuo Nara
Text Copyright © 2019 by Yu Kozaki
Illustrations Copyright © 2019 by Tokuhiro Kanoh
All rights reserved.
First published in Japan in 2019 by POPLAR
Publishing Co., Ltd.
Simplified Chinese edition arranged with
POPLAR Publishing Co., Ltd.
Simplified Chinese translation copyright © 2023
by Beijing Poplar Culture Project Co., Ltd.

著作版权合同登记号：01-2023-0476

惊奇人体研究所 人类曾经有四个鼻孔？

[日]奈良信雄 / 编　　[日]小崎雄 / 文
[日]加纳德博 / 图　　　宋三三 / 译

责任编辑：赵清清
选题策划：周　迅　郎旭冉
审　　校：郑　埜
责任印制：李珊珊
装帧设计：李小茶

出版发行：新星出版社
出 版 人：马汝军
社　　址：北京市西城区车公庄大街丙3号楼
　　　　　100044
网　　址：www.newstarpress.com
电　　话：010-88310888
传　　真：010-65270449
法律顾问：北京市岳成律师事务所

读者服务：010-67708556
　　　　　service@poplar.com.cn
邮购地址：北京市朝阳区东三环中路20号楼乐成中心
　　　　　A座1902-1905单元　100022

印　　刷：北京盛通印刷股份有限公司
开　　本：787mm×1092mm　1/32
印　　张：5
字　　数：200千字
版　　次：2023年3月第1版　2023年3月第1次印刷
书　　号：ISBN 978-7-5133-5158-4
定　　价：45.00元

图书在版编目（CIP）数据

人类曾经有四个鼻孔？ / （日）奈良信雄编；（日）小崎雄文；（日）加纳德博图；宋三三译. -- 北京：新星出版社，2023.3
　（惊奇人体研究所）
　ISBN 978-7-5133-5158-4

Ⅰ.①人… Ⅱ.①奈…②小…③加…④宋…Ⅲ.①人体—少儿读物 Ⅳ.①R32-49

中国国家版本馆CIP数据核字(2023)第015723号